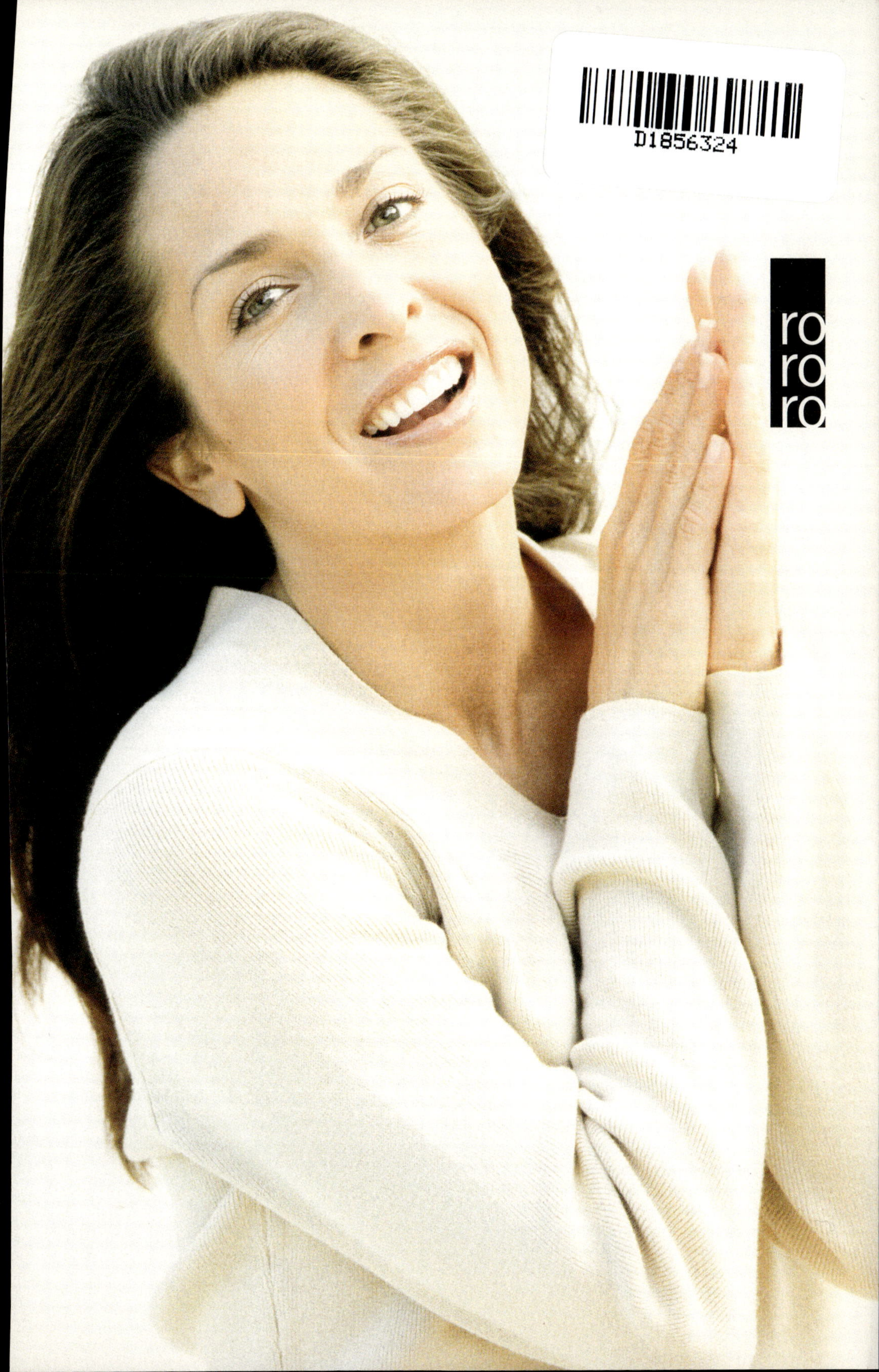
rororo

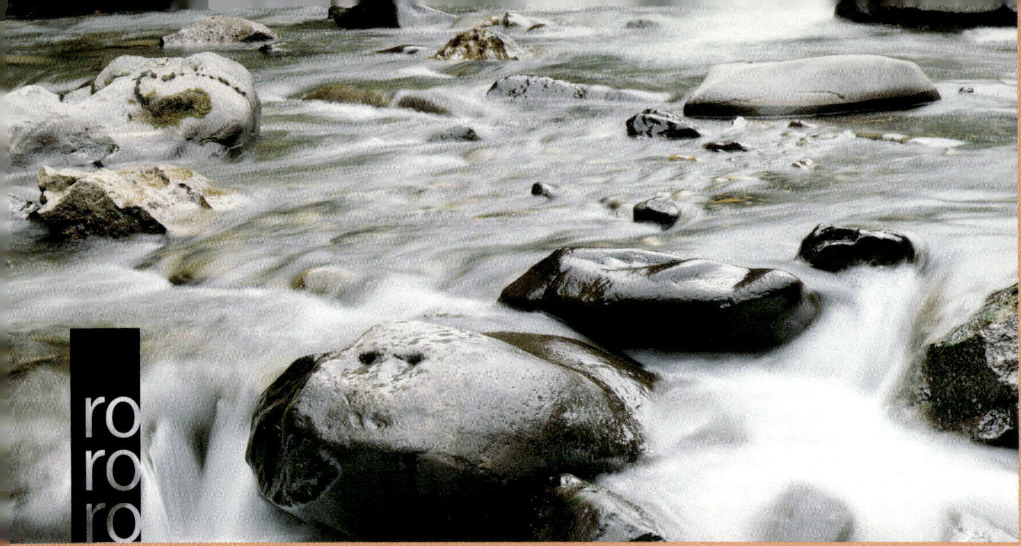

Zu diesem Buch

Wenn ein Mensch unter körperlichem Übergewicht leidet, besteht auf einer anderen Ebene, häufig im emotionalen Bereich, ein Untergewicht. Stress, Probleme, zu wenig Zeit - das alles führt dazu, dass wir schnell zwischendurch Schokolade und Pommes essen, statt uns eine ausgewogene Mahlzeit zuzubereiten. Mit Hilfe der im Buch dargestellten Übungen wird aufgezeigt, wie man sinnvoll abnehmen und eine gesunde Beziehung zum eigenen Körper entwickeln kann, sodass sowohl eine innere als auch eine äußere Balance entsteht.

Über die Autorinnen

Doris Iding, Ethnologin, arbeitet als freie Journalistin, Yoga-Lehrerin und Buchautorin und hat bereits mehrere Bücher veröffentlicht. Gudrun Huber ist Yoga-Lehrerin, Ernährungs-, Bewegungs- und Mentaltrainerin und gibt seit vielen Jahren Seminare und Kurse, auch speziell für Übergewichtige.

Gudrun Huber/Doris Iding

Mit Yoga zum Wohlfühlgewicht

Balance finden und lustvoll abnehmen

Rowohlt Taschenbuch Verlag

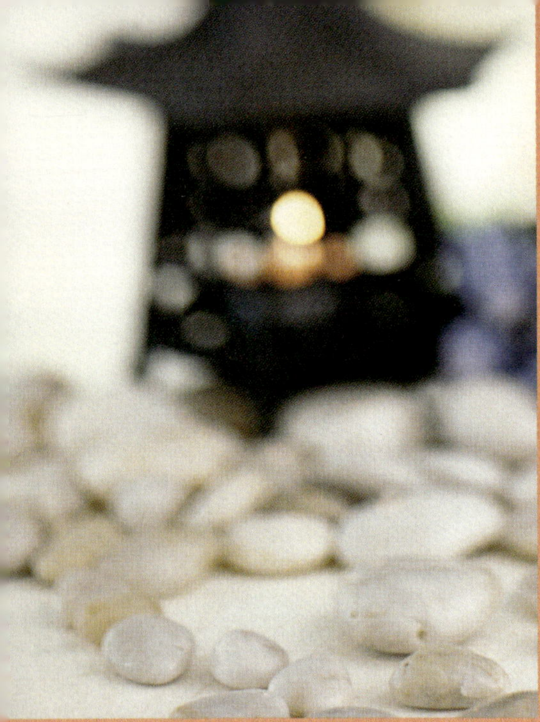

Inhalt

Originalausgabe
Veröffentlicht im Rowohlt Taschenbuch Verlag,
Reinbek bei Hamburg, Mai 2004

Lektorat Julia Vorrath
Umschlaggestaltung any.way, Andreas Pufahl
(Foto: Image Source AG)
Reihenlayout Christine Lohmann
Satz Proforma PostScript (QuarkXPress)
bei KCS GmbH, Buchholz/Hamburg
Druck und Bindung Clausen & Bosse, Leck
Printed in Germany
ISBN 3 499 61679 3

Die Schreibweise entspricht den Regeln
der neuen Rechtschreibung.

Vorwort 7

Einführung 9

Mit Yoga zum Wohlfühlgewicht – 13
Der Achtstufige Weg des Patanjali

1. Stufe: Yama 15

2. Stufe: Niyama 17

3. Stufe: Asanas 19

4. Stufe: Pranayama 20

5. Stufe: Pratyahara 20

6. Stufe: Dharana 20

7. Stufe: Dhyana 21

8. Stufe: Samadhi 21

Die Kunst des Sitzens 23

Richtig sitzen 24

Sitzpositionen 26

Der Atem als Lebenselixier 33

Der Atemvorgang 34

Atmen als Stressmanagement 35

Pranayama-Übungen 37

Harmonie durch Entspannung 41

Stress abbauen, Balance finden 42

Auswirkungen von Stress 42

Stress erkannt – Stress gebannt 43

Yoga – ein ganzheitlicher Weg zur inneren Balance 48

Stress verdauen 49

Wohltuende Entspannung 51

Die Wahrnehmung des Atems 53

Vorbereitende Übungen 54

Entspannungsübungen 55

Lustvoll statt frustvoll durch den Alltag gehen 61

Kurze Entspannung im Büro 61

Kurze Entspannung im Stau/unterwegs 62

Kurze Entspannung vor dem Kühlschrank 63

Lustvoll üben 65

Asanas und ihre Heilwirkungen 66

In einem gesunden Körper wohnt ein gesunder Geist 67

Theorie und Praxis der Körperübungen 68

Täglich lustvoll üben 68

Leben ist Bewegung 70

Aufwärmübungen 70

Streck- und Dehnübungen 74

Übungen im Stehen 84

Übungen im Sitzen 94

Übungen im Knien 107

Übungen im Liegen 113

Sinnvolle Ernährung 127

Yogische Ernährung 129

Ein genussvoller Speiseplan 131

Die wichtigsten Energielieferanten 133

Zu richtigen Zeit am richtigen Ort 135

Das Vier-Wochen-Yoga-programm 139

Anhang 147

Dank 148

Literatur 149

Adressen 151

Bildnachweis 152

Vorwort

«Yoga macht schön» heißt es in einer alten Yoga-Schrift. Schönheit ist hier sicher in Sinne innerer und äußerer Harmonie gemeint, einer Harmonie, die sich auf den Körper, die Gefühle und Gedanken gleichermaßen bezieht. Tatsächlich kann man bei vielen Menschen, die über einen längeren Zeitraum den Yoga-Weg gehen, beobachten, dass sie achtsamer mit sich selbst umgehen. In meiner langjährigen Praxis als Heilpraktikerin, Yoga-Lehrerin und Musiktherapeutin begleite ich nicht nur viele Menschen, die an einer Krankheit leiden, sondern vor allem Menschen, die auf der Suche nach innerem und äußerem Gleichgewicht sind.

Da der Körper «der Ort der Wahrheit» ist, wie es in einer Yoga-Schrift heißt, zeigt sich Disharmonie, Unzufriedenheit und mangelndes Selbstwertgefühl vor allem in einem achtlosen Umgang mit dem Körper, einem gestörten Essverhalten, in mangelnder Bewegung oder auch im Sport- und Fitness-Wahn. Yoga ist ein Weg, der den Menschen hilft, zu sich selbst zu finden, den eigenen Körper annehmen und lieben zu lernen und ihm das zu geben, was er wirklich braucht. Viele Menschen in meiner Praxis haben diese Erfahrung gemacht, konnten auf diese Weise Sucht und Abhängigkeit überwinden und nicht zuletzt auch zu einem «Wohlfühlgewicht» finden, verbunden mit innerer Balance und Zufriedenheit. Das vorliegende Buch fasst alle Bereiche des Yoga, die für Menschen auf diesem Weg hilfreich sind, in hervorragender Weise zusammen. Das ist vor allem der Erfahrung von Gudrun Huber zu verdanken, die sie gerade in diesem Bereich in ihrer Praxis gesammelt hat. Eine ideale Ergänzung finden die Übungen und Ernährungsempfehlungen im theoretischen Teil von Doris Iding, selbst ausgebildete Yoga-Lehrerin. Sie kann komplexe Themen in leicht verständlicher Form beschreiben und damit sowohl den Anfängern wie den fortgeschrittenen Yoga-Übenden wichtige Informationen geben. Ich würde mir wünschen, dass möglichst viele Menschen auf diese Weise den Yoga-Weg kennen und schätzen lernen und ihr Leben damit reicher, zufriedener und ausgeglichener wird. Das Wohlfühlgewicht, die Zufriedenheit mit dem eigenen Körper und auch die Schönheit, die in jedem Körper liegt, stellen sich dann wie von selbst ein.

Anna Röcker (Yoga-Lehrerin)

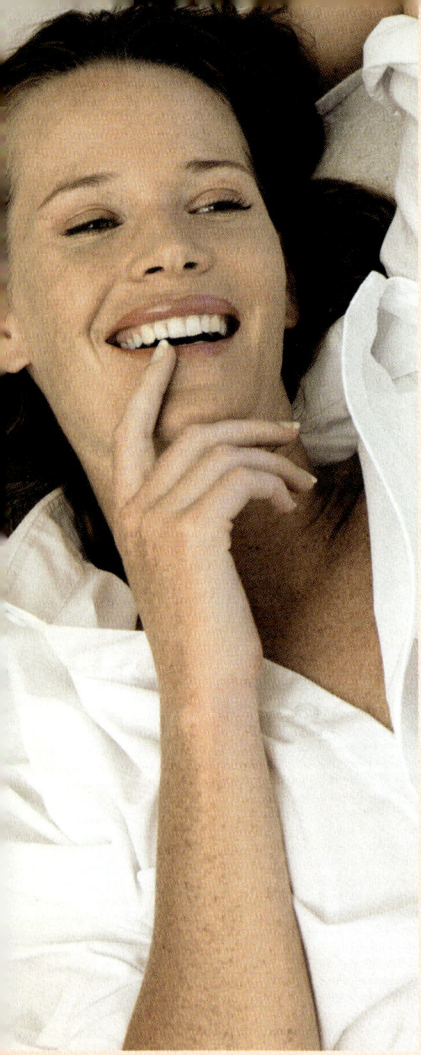

Einführung

Einführung

Mit unserem Buch möchten wir Menschen darin unterstützen, ein inneres Gleichgewicht und damit einhergehend ein äußeres Gewicht zu finden, mit dem sie sich rundum wohl fühlen, d. h., dass sie ein für sich optimales Gewicht finden.
Wenn wir zu viel essen, sei es phasenweise oder über lange Zeiträume hinweg, besteht oftmals auf einer anderen Ebene, zum Beispiel im emotionalen Bereich, ein Untergewicht. So kann uns das Essen als Schutzwall bei Stress oder bei erlittenen Verletzungen dienen.
Wird der Hosenbund zu eng, kann dies aber auch ein Hinweis auf ein inneres Ungleichgewicht zwischen einem Zuviel an Essen und einem Zuwenig an Bewegung, Entspannung und einem liebevollen Umgang mit dem eigenen Körper sein. Diese Disharmonie wird mit Hilfe der hier aufgeführten Übungen verständnisvoll aufgezeigt und behoben. Durch *Mit Yoga zum Wohlfühlgewicht* lernt der Übende, zu einem inneren Gleichgewicht zu finden.
In dem Übungsprogramm sind neben vielen Entspannungsübungen auch zahlreiche Yoga-Übungen enthalten, die Gudrun Huber im Laufe ihrer langjährigen Praxis für Menschen mit Gewichtsproblemen entwickelt hat. Dabei reicht das Spektrum von Übungen für Frauen, die den jährlichen Winterspeck loswerden wollen, bis hin zu Übungen für Menschen, die an chronischem Übergewicht leiden. Der Schwerpunkt liegt bei den Übungen darauf, Sie dabei zu unterstützen, Ihre «paar Kilo zu viel» lustvoll abzubauen und zu einer inneren Harmonie zu gelangen. Am Ende der Übungen gibt es jeweils noch einen kleinen Zusatz für Menschen mit größeren Gewichtsproblemen.
Da Yoga weitaus mehr ist als ein Gymnastikprogramm, finden Sie neben einem umfangreichen Kapitel mit Körperübungen auch ein Kapitel zur Ernährung. Dabei steht nicht die rein vegetarische Yoga-Ernährung im Vordergrund, sondern eine ausgewogene und sinnvolle Ernährung, die den Leser darin unterstützt, sich bewusst und gesund zu ernähren, ohne dabei gleich auf alles Schmackhafte verzichten zu müssen. Mit diesem Praxisbuch möchten wir Menschen motivieren, mit einfachen Übungen ein ganzheitliches Training in ihren Alltag zu integrieren und ganz nebenbei überflüssige Pfunde zu verlieren. Darüber hinaus bietet

sich *Mit Yoga zum Wohlfühlgewicht* auch für Yoga-Lehrer an, die Menschen mit Gewichtsproblemen in ihren Kursen haben.
Mit dem vorliegenden Buch möchten wir Mittel und Wege aufzeigen, Menschen mit Übergewicht eine Tür zur inneren Harmonie auf **ALLEN** Ebenen, d. h. auf einer ganzheitlichen Ebene, zu öffnen. Ist diese Tür erst einmal geöffnet, entsteht erfahrungsgemäß die Motivation, sich wieder mehr zu bewegen und sich und das Leben anzunehmen.

Wir würden uns freuen, wenn Sie dieses Buch als ein Werkzeug betrachten, das Sie darin unterstützen kann, den eigenen Körper, die eigene Seele und den eigenen Geist aus sich selbst heraus zu nähren.
Das am Ende des Buches vorgestellte Vier-Wochen-Übungsprogramm hilft Ihnen, mit Ihrer eigenen inneren Fülle in Kontakt zu treten, wodurch Sie eine tiefe innere Harmonie erfahren können. Wir wünschen Ihnen viel Erfolg und Freude auf dem Weg zu Ihrem Wohlfühlgewicht!

Gudrun Huber & Doris Iding

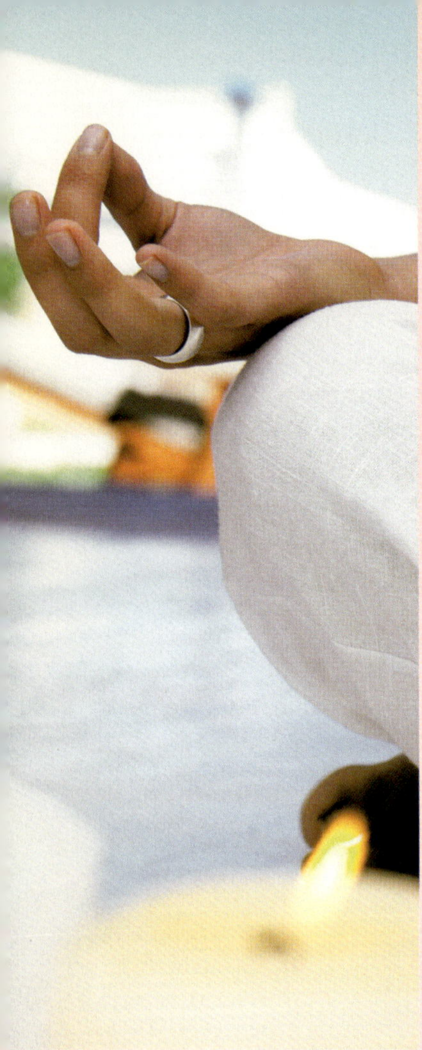

Mit Yoga zum Wohlfühlgewicht

Der Achtstufige Weg des Patanjali

Der Wagen des Geistes wird von wilden Pferden gezogen, und es gilt, diese Pferde zu zügeln.
Svetasvatra Upanishad

Die jahrtausendealte Philosophie Indiens hat an Gültigkeit nicht verloren. Auch heute kann sie uns darin unterstützen, Zufriedenheit und innere Balance herzustellen. Hat sich eine innere Ausgeglichenheit hergestellt, werden sich auch die äußeren Umstände ändern und wir zu einem Körpergewicht gelangen, mit dem wir uns rundum wohl fühlen. Wie uns dies gelingt, zeigt der Achtstufige Pfad des Patanjali. Etwa um Christi Geburt wurde in Indien der so genannte Achtstufige Pfad oder Achtgliedrige Weg des Patanjali niedergeschrieben. Bis zum heutigen Tag weiß man nicht genau, ob es sich bei Patanjali um einen einzelnen Philosophen oder um eine ganze Schule gehandelt hat, die Yoga zum ersten Mal systematisch zusammengefasst und niedergeschrieben haben. Die so genannten Yoga-Sutras bilden eins der sechs Systeme der Hindu-Philosophie und haben bis zum heutigen Tag nichts an Relevanz verloren. Sutra heißt wörtlich übersetzt Faden und stellt von jeher für die Yoga-Praktizierenden einen Leitfaden für den Yogaweg dar. Patanjali bezeichnete Yoga als die Wissenschaft der Gedanken- und der Selbstbeherrschung, und der Achtgliedrige Pfad bietet Orientierungshilfe auf dem Weg dahin.
Gerade in der heutigen Zeit, in der Menschen immer mehr Reizen ausgesetzt werden, scheint die Selbstbeherrschung wichtiger als je zuvor zu sein. Das heißt, dass ein Weg, der im Laufe Tausender Jahre von vielen Menschen begangen wurde, auch heute immer noch eine Hilfestellung auf dem Weg zur Zufriedenheit und somit auch auf dem Weg zu Ihrem eigenen Wohlfühlgewicht sein kann.
Das Yoga-Sutra des Patanjali besteht aus vier Teilen und enthält in 195 stichwortartigen Sutras Aphorismen über Yoga. Während die letzten vier Stufen des Pfades bereits in den Upanishaden, den heiligen Schriften Indiens, erwähnt werden, hat Patanjali die ersten vier Stufen wahrscheinlich ergänzend hinzugefügt. Die Texte befassen sich mit der tiefen Meditation, die durch Yoga erlangt werden kann, den Kräften, mit denen der Sucher bei seinem Bemühen in Berührung kommt, und dem Zustand der Erlösung von den sinnlichen Begierden und Anhaftungen.
Die acht Glieder des Pfades sind alle ineinander verwoben und entwickeln sich im Idealfall auf allen Ebenen und gemeinsam, so, wie sich auch ein Körper als Ganzes

entwickelt und wächst. Das heißt, dass man nicht erst eine der Stufen beherrschen muss, um zur nächsten fortzuschreiten. Durch die Ausübung des Achtstufigen Pfades lernt der Mensch sich selbst besser kennen und verstehen, um unter anderem besser mit seinen Schwächen und Süchten umgehen zu können. Das Ziel des Pfades ist es, wie in allen spirituellen Traditionen, zur wahren Selbsterkenntnis zu gelangen.

Der Achtstufige Pfad des Patanjali

1. Yama - allgemeine Verhaltensregeln im Umgang mit anderen
2. Niyama - Verhaltensregeln zur Erlangung von Selbstdisziplin
3. Asanas - Körperübungen
4. Pranayama - Atemübungen
5. Prathyahara - Zurückziehen der Sinne von Objekten
6. Dharana - Konzentration
7. Dhyana - Meditation
8. Samadhi - Einheit

1. Stufe: Yama

Yama ist die Enthaltung davon, anderen Schaden zuzufügen, von Falschheit, von Diebstahl, von Zügellosigkeit und von Habgier.
Patanjali

Im ursprünglichen Sinne bedeutet das Sanskritwort *yama* Einschränkung bzw. Zurückhaltung. Im Zusammenhang mit Yoga steht es für das soziale Verhalten und den Umgang mit anderen Lebewesen. Ein selbstloses und nicht nur auf die eigenen Bedürfnisse ausgerichtetes Leben ist die Basis des Yogaweges. Yamas stellen aber auch die allgemein gültigen Moralgebote und ethischen Prinzipien jenseits von Glaube, Kultur und Zeitalter dar. Die folgenden fünf Aspekte bilden Yama:

GEWALTLOSIGKEIT (AHIMSA) bedeutet, sich von Gewalt zu distanzieren und darauf zu verzichten, in irgendeiner Form verletzend zu wirken, sei es körperlich oder seelisch, in Gedanken oder Tat. Je nach Bewusstseinsentwicklung kann diese Empfehlung für jeden Menschen einen anderen Sinn haben. Für den einen bedeutet sie, keinen Menschen zu töten oder zu misshandeln; ein anderer Mensch versteht darunter, keinen Menschen in irgendeiner Form zu unterdrücken und zu etwas zu zwingen, was er nicht möchte. Diese Empfehlung bezieht sich jedoch nicht nur auf den Umgang mit anderen Menschen, sondern auf alle fühlenden Wesen. Aus diesem Grund sind Yogis in Indien Vegetarier, weil der Verzehr von Fleisch für sie bedeutet, dass ein Tier getötet werden muss.*

WAHRHAFTIGKEIT (SATJA) bedeutet, immer und in jedem Augenblick bei der Wahrheit zu bleiben und sich ihr zu stellen. Nur mit Ehrlichkeit und Offenheit zu sich selbst kann man Wahrhaftigkeit erreichen. Das beinhaltet auch, sich zum Beispiel zu fragen, welche Sehnsüchte man kompensiert, wenn man übermäßig isst oder trinkt. Satja heißt, sich der Wahrheit zu stellen und seelischen Schmerz zuzulassen, statt ihn mit etwas zu überdecken. Wahrhaftiges Denken, Reden und Handeln sich selbst und anderen gegenüber sollten im Einklang sein.

NICHT STEHLEN (ASTEYA) ist ganz wörtlich zu nehmen: Man soll niemandem etwas wegnehmen. Das bezieht sich nicht nur auf materielle Dinge, sondern auch auf Gedanken, Ideen und Einfälle. Im yogischen Sinne kann man darunter auch den übermäßige Raubbau an der Erde verstehen, da sich der Mensch viel mehr nimmt, als er zum eigenen Überleben benötigt.

RECHTES MASS (BRAHMACHARYA). Unter *brahma* versteht man im Hinduismus das höchste, göttliche Prinzip. Mit *charya* wird der Lebenswandel bezeichnet. In manchen Übersetzungen wird er als «rechte spirituelle Lebensführung» erklärt. Gemeint ist damit, dass man seinem Wunsch nach sinnlichen Erfahrungen nicht maßlos nachgeht, sondern seine Sinnenlust kontrolliert. Dabei muss man darauf achten, dass dieser Wunsch nach sinnlichen Erfahrungen nicht abgespalten und unterdrückt wird, sondern dass die Erfahrungen transformiert werden.

* Ein weiterer Grund ist, dass bestimmte Schulen im Yoga, wie zum Beispiel die des Shivananda, davon überzeugt sind, dass der menschliche Magen für die Aufnahme von Fleisch ungeeignet ist.

Bramacharya bezieht sich auch auf einen bewussten Umgang mit der Sexualität.

BEGIERDELOSIGKEIT (APARIGRAHA). Wörtlich übersetzt bedeutet *aparigraha* «nach allen Seiten greifen»* und seiner Gier nachzugehen. Im yogischen Sinne heißt *aparigraha*, nicht alles bzw. nicht immer mehr haben zu wollen und zu müssen; nicht zu horten, nicht anzuhäufen und nicht geizig zu sein. Auf dem Weg zum Wohlfühlgewicht bedeutet *aparigraha*, nicht jedem Impuls nach Essen nachzugehen und zum Kühlschrank oder in die nächste Bäckerei zu laufen. Das Nicht-Begehren ist in einer Gesellschaft wie der unseren, in der tagtäglich neue Bedürfnisse geschaffen werden, schwierig und bedarf einer großen Selbstdisziplin.

2. Stufe: Niyama

Die Niyamas, die Regeln, heißen:
Reinheit, Zufriedenheit, Kasteiung, Studium und Hingabe an Gott.
Patanjali

Während es bei den Yamas um das Verhalten des Yogis in Bezug auf andere Menschen geht, werden mit Niyamas positive Empfehlungen, bzw. moralische Gebote zur Selbstdisziplin gegeben, nach denen ein Yogi sich richten soll. Niyamas unterstützen den Yogi darin, sich auf dem spirituellen Weg persönlich weiterzuentwickeln. Die folgenden fünf Aspekte bilden Niyama:

KÖRPERLICHE UND GEISTIGE REINHEIT (SAUCHA). Der achtstufige Yogapfad kann als ein Weg der Reinigung auf allen Ebenen bezeichnet werden. Auf der körperlichen Ebene werden Ernährungsempfehlungen gegeben, die den Menschen dahin führen sollen, bewusst und maßvoll zu essen. Atem- und Körperübungen sollen ihn darin unterstützen, Stoffwechselendprodukte, die sich im Körper angesammelt haben, zu beseitigen. Die geistige Reinheit umfasst die Auflösung von Leidenschaft, Ärger, Gier, Verblendung, Stolz, Bosheit und Neid.

* Siehe Mayer & Iding, Partner-Yoga

ZUFRIEDENHEIT (SAMTOSHA) bedeutet, seine Erfüllung nicht im Außen zu suchen, sondern die Fülle und den Reichtum ausschließlich im eigenem Innern zu finden. Das heißt, dass die Gedanken des Yogapraktizierenden nicht unentwegt darum kreisen sollten, etwas – wie zum Beispiel ein Stück Sahnetorte – essen oder etwas – wie viele Süßigkeiten – horten zu wollen. Der Yogi, der Zufriedenheit erlangt hat, weiß, dass Süßigkeiten, Alkohol oder sonstige Schlemmereien ihn zwar kurzfristig befriedigen könnten, aber dass das wahre Glück nur in ihm selbst zu finden ist.

ENTHALTSAMKEIT (TAPAS). Wörtlich übersetzt bedeutet *tapas* «Hitze» oder «Glut». Diese Glut verbrennt die äußeren Unreinheiten, alles Überflüssige, um das im Inneren verborgene, reine Bewusstsein mehr und mehr zum Vorschein zu bringen. Mit *tapas* ist aber auch die eigene Enthaltsamkeit gemeint. Nur mit ihr erreichen wir eine Disziplinierung des Körpers. Dadurch stärken wir unsere Willenskraft, ertragen Widrigkeiten und können unseren Eifer auf das innere Selbst richten. Diese Disziplinierung braucht man zum Beispiel auch, um Yoga-Übungen zu machen, obwohl man viel mehr Lust hätte, vor dem Fernseher zu sitzen und ein Glas Wein zu trinken.

SELBSTSTUDIUM (SWADHYAYA). Gemeint ist hier das Erkennen und Verstehen der eigenen Person, die wir über die Selbstzerziehung erlangen. Selbsterkenntnis erreichen wir ebenfalls durch das Studium alter Weisheitsschriften.

HINGABE AN EIN IDEAL (ISHWARA PRANIDHARA). Die Hingabe an Gott geschieht im Verständnis des Patanjali automatisch, wenn man einen spirituellen Weg geht. Ein *Bhakti Yogi* zum Beispiel, der den Weg der Hingabe gewählt hat, ist bemüht, jede Tätigkeit in einen Gottes-Dienst zu verwandeln, in dem er Achtsamkeit im Umgang mit Menschen und Dingen walten lässt. Auch in der *Bhagavadgita*, einer der wichtigsten Schriften für Yogis, steht geschrieben: «Tu alles in meinem Namen. Dann wirst du Frieden und Freude ernten.»

3. Stufe: Asanas

Die yogischen Körperübungen, die so genannten Asanas, führen auf allen Ebenen zu Gesundheit, Schönheit, Stärke, Festigkeit, Leichtigkeit, ruhigen Nerven und Frohmut. Asanas reinigen Körper und Seele und führen positive Veränderungen für das eigene Wohlempfinden herbei. Sie beugen Krankheiten vor und haben eine heilende Wirkung. Im Westen wird Yoga häufig mit den Asanas gleichgesetzt. Dabei wurden sie im ursprünglichen Sinne zur Vorbereitung für die Meditation entwickelt, damit der Körper in der Lage ist, über längere Zeit stillsitzen zu können.

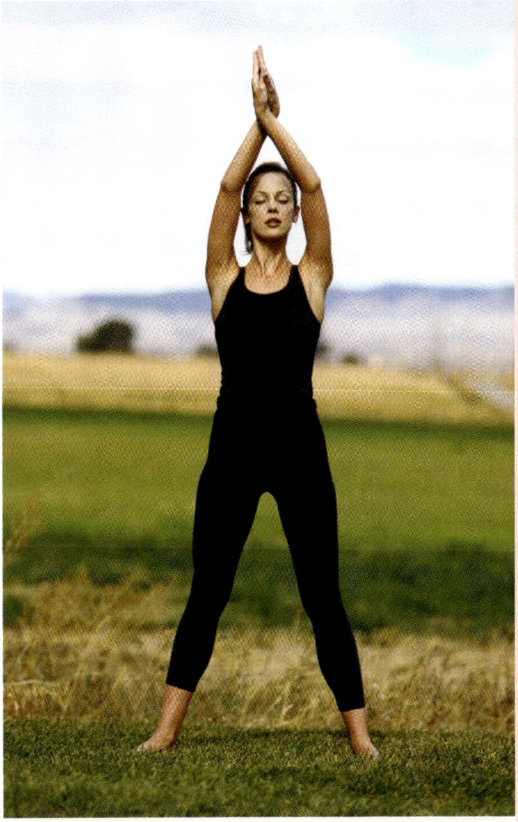

4. Stufe: Pranayama

Pranayama steht für das Kontrollieren und Lenken sowie das Anhalten des Atems. Da durch Pranayama zielgerichtetes Denken und eine starke Willenskraft entwickelt wird, legt man im Yoga großen Wert auf die Pranayama-Übungen. Durch die bewusste Kontrolle und Lenkung des Atems gelingt es uns nicht nur, mehr Sauerstoff, sondern auch mehr Prana (Lebensenergie) aufzunehmen.

5. Stufe: Pratyahara

Unter Pratyahara versteht man ein Zurückziehen oder die Beherrschung der Sinne. Durch diese Disziplin wird versucht, das Denken und die Sinne unter Kontrolle zu bringen. Damit soll erreicht werden, dass der Geist zur Ruhe kommt und nicht auf jeden Sinnesreiz reagiert. Praktizieren wir regelmäßig Pratyahara, können wir zum Beispiel auch an einer wohlduftenden Bäckerei vorbeigehen, ohne zwei Stücke Kuchen kaufen zu müssen. In den alten Yoga-Schriften heißt es: «Wenn die Sinnesorgane ganz nach innen gewendet werden, entsteht Stille.»

6. Stufe: Dharana

Dharana wird mit «Konzentration» übersetzt und bedeutet, mit voller Aufmerksamkeit bei dem zu bleiben, was man gerade tut, ohne sich ablenken zu lassen. Pratyahara und Dharana bilden die Voraussetzung für die siebte Stufe auf dem Pfad des Patanjali, die Meditation, und für die achte Stufe, das Samadhi. Die fünfte, sechste, siebte und achte Stufe gehören somit unmittelbar zusammen.

7. Stufe: Dhyana

Dhyana heißt Meditation. Meditation ist ein inneres, unmittelbares, ganzheitliches und bewusstes Erfahren von geistigen Kräften. Durch die Meditation erfahren wir die Weiten der Schöpfung, erleben die Schönheit der Seele und verbinden uns mit göttlichem Bewusstsein. Grundsätzlich wird zwischen zwei Formen der Meditation unterschieden, der gegenstandslosen Meditation, der so genannten *nirguna*, und der Meditation, die einem Gegenstand gewidmet ist, der so genannten *saguna*. Bei der Meditation mit der Silbe OM handelt es sich zum Beispiel um eine gegenstandslose Meditation, weil sie nichts ist außer der Klang. Nirguna bezeichnet außerdem auch die höchste Wirklichkeit, die jenseits aller Formen und Eigenschaften existiert. Bei der Saguna-Meditation hingegen arbeitet man mit Visualisierung, wie zum Beispiel der einer Gottheit. Diese Form soll den Meditierenden darin unterstützen, sich vollkommen mit der Gottheit bzw. der Kraft, die sie repräsentiert, zu identifizieren, um sie dann letztlich in sich selbst zu spüren.

8. Stufe: Samadhi

Samadhi ist die höchste Stufe des Yogaweges. Wird der Zustand der Meditation lange und ohne Unterbrechung beibehalten, geht der Übende in die Einheit ein und erfährt die Erleuchtung. Hier wird der Strebende eins mit dem Objekt seiner Meditation, dem höchsten durchdringenden Geist, wobei er ein Gefühl unsagbaren Glücks und Frieden empfindet. Samadhi kann nicht bewusst praktiziert werden. Konzentration und Meditation können wir üben, aber Samadhi ist ein Moment tiefer Gnade.

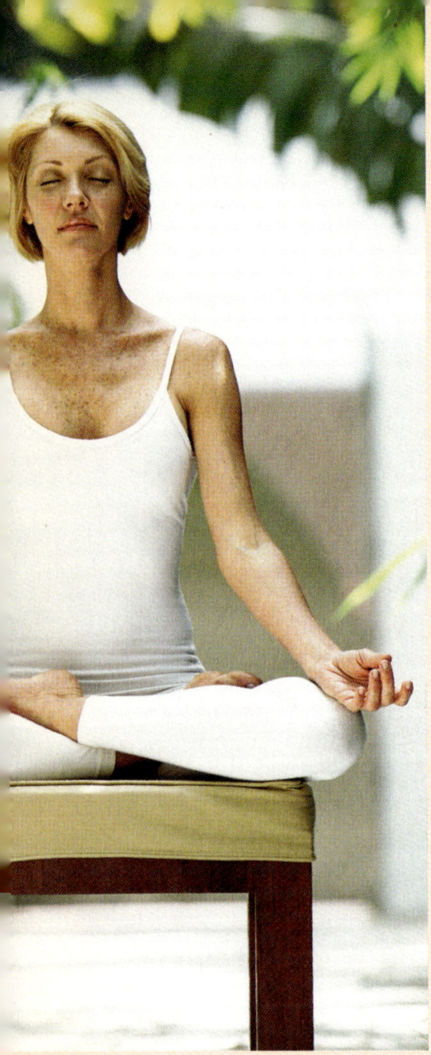

Die Kunst des Sitzens

Atem- und Konzentrationsübungen sowie Meditationen werden im Yoga zum großen Teil sitzend ausgeführt. Zum einen erhält die Wirbelsäule durch diese Übungen die optimale Aufrichtung, und zum anderen ist es im Sitzen einfacher, den ständig unruhigen und umherschweifenden Geist zu beruhigen.

Richtig sitzen

Viele Menschen haben verlernt, aufrecht zu sitzen. Bereits Kinder sitzen in der Schule stundenlang mit krummem Rücken da und leiden schon in frühen Jahren unter extremen Haltungsschäden. Da der Großteil der Menschen heutzutage seine Arbeit meist nur noch sitzend vor dem PC verrichtet, wird die bereits in jungen Jahren angeeignete schlechte Haltung noch gefördert. Folgen sind starke Rücken- und Kopfschmerzen, Migräne und ein zunehmend verspannter Rücken oder ein Rundrücken. Durch diesen Rundrücken verkürzt sich die Brustmuskulatur, wodurch die Schultern unwillkürlich nach vorne gezogen werden. Mangelnde Bewegung und das daraus entstehende Übergewicht verstärken Haltungsschäden und Rückenprobleme noch mehr: Muskeln, Sehnen und Bänder verkürzen sich und sind geschwächt, wodurch es zu Schädigungen an den Knochen und Gelenken kommen kann.

Auch Stresssituationen wirken sich nachteilig auf die Sitzhaltung aus: die Schultern werden unbewusst nach oben gezogen, und Verspannungen im Nackenbereich stellen sich ein. Durch diese Haltung kann sich die natürliche Krümmung der Wirbelsäule verändern. Das hat zur Folge, dass der Brustkorb eingeengt wird, das Zwerchfell nicht mehr richtig arbeitet und die Atmung blockiert wird. Auch die Organe werden nicht mehr richtig mit Sauerstoff versorgt. Eine Fehlstellung im oberen Rücken zieht automatisch eine Fehlstellung im unteren Rücken bzw. im Becken nach sich. Die Muskeln von der Achselhöhle bis zu den Hüften haben eine wichtige Funktion. Der breite Rückenmuskel sowie der große und kleine Brustmuskel verhindern das Absinken des Rumpfes. Der Hüftlendmuskel stabilisiert die Beckenstellung.
Auch wenn scheinbar nichts einfacher aussieht, als gerade zu sitzen,

so erfordert es viel Aufmerksamkeit und Konzentration. Nur durch regelmäßiges Üben der unterschiedlichsten Yogastellungen können Haltungsschäden, Fehlstellungen, muskuläre Dysbalancen und schwache Muskeln korrigiert werden. Darüber hinaus erhöht sich durch die regelmäßige Wiederholung der Übungen die Konzentrationsfähigkeit.

Eine aufrechte Sitzhaltung zu bekommen ist aber nicht nur eine rein mechanische Handlung, denn wenn uns die nötige aufrechte Geisteshaltung dazu fehlt, werden wir schnell wieder in eine verspannte Sitzhaltung zurückverfallen. Darum ist das so einfach anmutende Sitzen weit mehr als eine Übung. Man könnte es eher als eine Kunst bezeichnen. Dabei besteht die Kunst des Sitzens in einer Haltung, bei der das Rückgrat gerade und die Rückenmuskeln fest und straff sind. Der Kopf und der Hals sind aufrecht, die Schultern sind entspannt und weg von den Ohren. Das Brustbein ist aufgerichtet, wodurch die Schultern automatisch nach hinten gezogen werden. Die Wirbelsäule ist in einer geraden Linie und der Kopf «thront» auf der Wirbelsäule.

Das regelmäßige Üben der Sitzhaltungen wird Ihnen schon bald ein positiveres Selbstwertgefühl vermitteln, und Sie werden unwillkürlich den Wunsch verspüren, aufrecht mit sich selbst und mit anderen Menschen umzugehen.

Wichtiger Hinweis: Alle Anleitungen, die mit **** gekennzeichnet sind und im Kasten stehen, zeigen Übungen für Menschen, die sehr starkes Übergewicht haben und daher in ihren Bewegungen eingeschränkt sind.

Sitzpositionen

Sitzen auf einem Stuhl

- Nehmen Sie auf einem Stuhl oder auf einem Hocker Platz
- Stellen Sie beide Füße auf den Boden. Die Beine sind parallel und im rechten Winkel, sodass das Kniegelenk über dem Fußgelenk steht.
- Schließen Sie die Augen und spüren Sie nach, ob Ihre Füße wirklich den Boden berühren.
- Ihr Oberkörper ist aufgerichtet, die Wirbelsäule in einer geraden Linie, der Brustkorb gehoben, die Schultern entspannt. Ihre Arme liegen ebenfalls locker auf Ihren Oberschenkeln.
- Atmen Sie nun tief und entspannt durch die Nase ein und aus.
- Beim Einatmen sagen Sie sich: Ich atme Aufrichtigkeit ein. Beim Ausatmen geben Sie alles Belastende ab.

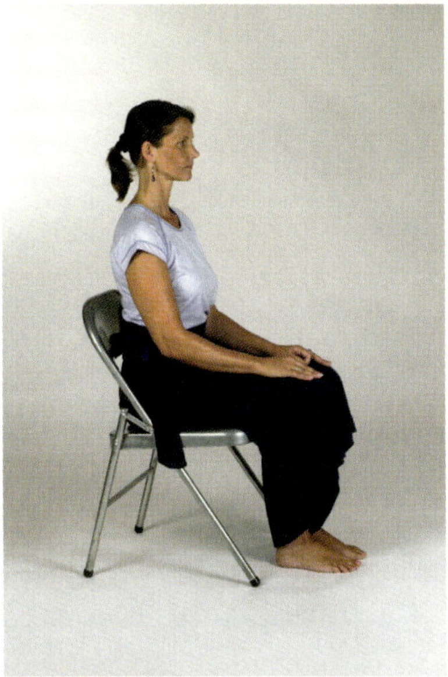

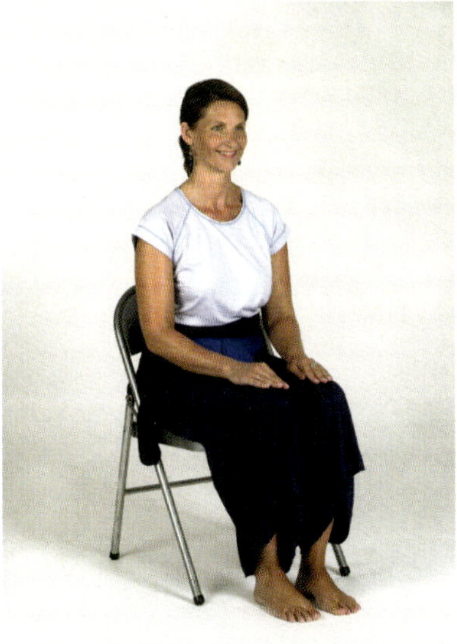

Wirkungsweise

- Die Rückenmuskeln werden gekräftigt.
- Brustmuskeln und Beckenrückseite werden gedehnt, die Atmung wird verbessert.

**** Bei starkem Übergewicht ist diese Variante von Sitzhaltungen am besten geeignet.

Fersensitz

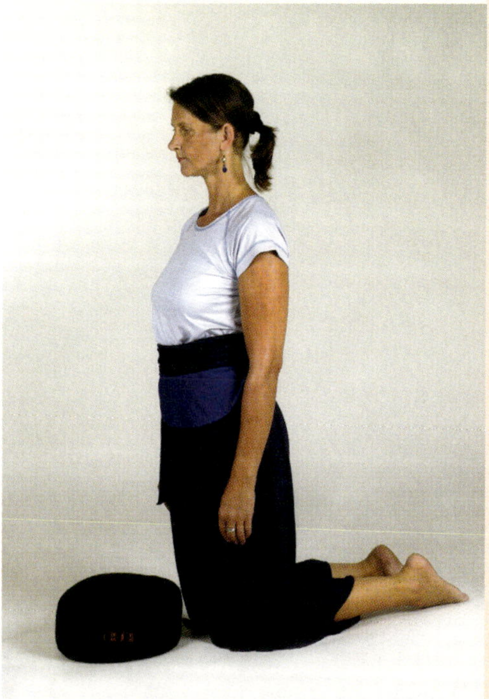

- Gehen Sie zuerst in den Kniestand. Lassen Sie jetzt Ihre Fersen auseinander fallen, sodass sich die beiden großen Zehen berühren. Ihre Füße bilden jetzt eine Art Schale.
- Setzen Sie sich nun auf Ihre Fersen, so als würde Ihr Gesäß auf dieser Schale sitzen. Ihr Rücken ist gerade und aufgerichtet. Der Brustkorb ist gehoben und die Schultern sind entspannt.
- Schließen Sie die Augen und versuchen Sie, sich ganz bewusst in dieser Körperstellung wahrzunehmen.
- Atmen Sie dabei tief in den Bauch ein und aus, ohne Druck auf den Atem auszuüben. Sagen Sie im Stillen zu sich: Ich fühle mich geborgen und strahle Anmut aus.

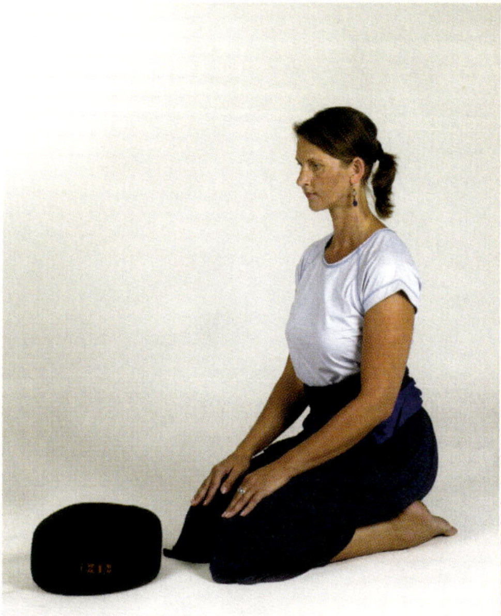

****Bei starkem Übergewicht kann man diese Variante ebenfalls machen. Sollten Sie Probleme mit Ihren Waden haben, greifen Sie am besten mit beiden Händen an die Innenseite der Wadenmuskulatur und ziehen sie sanft nach außen.

Übungshinweis

Eine Erleichterung dieser Sitzhaltung erhalten Sie, wenn Sie Ihr Meditationskissen hochkant stellen und sich dann darauf setzen.

Wirkungsweise

- → Die Durchblutung der Knie- und Fußgelenke wird verbessert.
- → Einschränkungen: Bei Venenleiden sowie Verletzungen der Knie- und Fußgelenke sollte diese Übung sehr vorsichtig ausgeführt werden.

Einfacher Sitz

Für diese Sitzhaltung benötigen Sie ein Meditationskissen. Das Becken sollte höher sein als die Knie, dadurch erleichtern Sie das gerade Aufrichten der Wirbelsäule.

- → Setzen Sie sich auf Ihr Kissen und strecken Sie die Beine aus.
- → Legen Sie Ihre Hände kurz auf die Oberschenkel und versuchen Sie sich bewusst zu machen, welch wertvolles Geschenk Ihnen mit diesen Beinen gegeben wurde, die Sie überall hintragen.
- → Winkeln Sie dann ein Bein an und ziehen Sie das Bein so weit wie möglich zum Körper ran.
- → Legen Sie jetzt das andere Bein davor.
- → Nehmen Sie nun die aufrechte Sitzhaltung ein, wie sie bereits beim Fersensitz beschrieben wurde.
- → Schließen Sie die Augen und versuchen Sie, sich ganz bewusst in dieser Körperhaltung wahrzunehmen.
- → Atmen Sie ein paar Mal tief durch die Nase ein und aus.

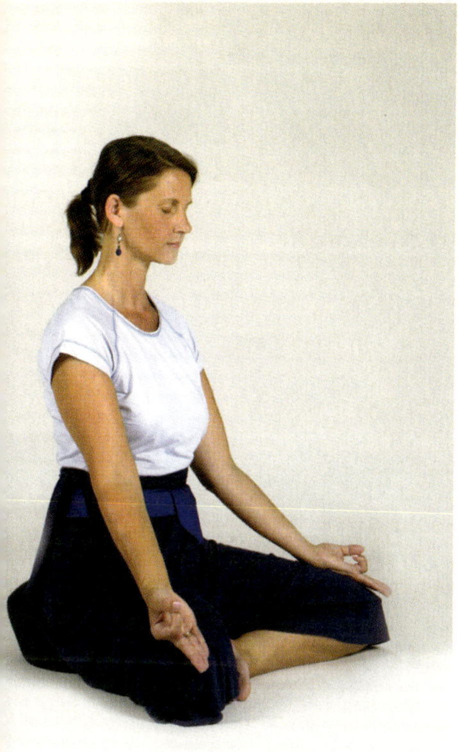

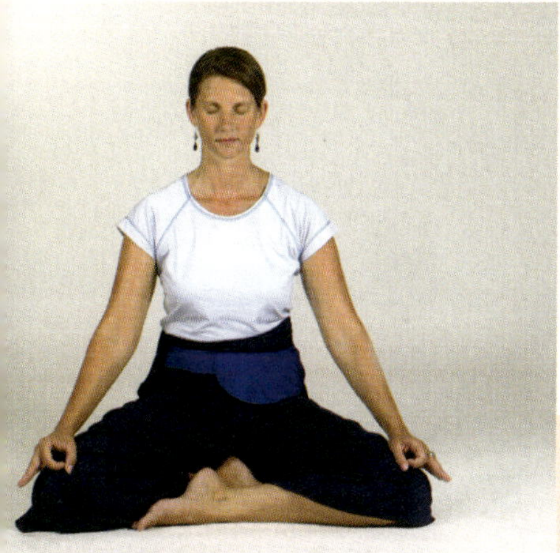

Übungshinweis

Achten Sie darauf, dass Sie mit Ihrem Gesäß nicht ganz auf dem Meditationskissen sitzen. Rutschen Sie ein wenig nach vorne, sodass Sie Ihr Becken etwas nach vorne kippen können. Sie sitzen richtig, wenn Oberschenkel und Knie am Boden aufliegen. Diese Sitzhaltung braucht Geduld und viel Übung. Deshalb verlieren Sie bitte nicht vorschnell den Mut. Übung macht den Meister. Sollten die Beine einschlafen, strecken Sie sie immer wieder aus, schütteln sie ein wenig und ziehen Sie sie dann wieder zum Körper.

Wirkungsweise

- Die Muskeln des Beckens sowie der Hüftbeuger werden gedehnt.
- Durchblutet die Hüft-, Knie- und die Fußgelenke.
- Wenn Sie diese Übung beherrschen, sorgt sie für Entspannung auf allen Ebenen.
- Bei Krampfadern und nach Hüftoperationen vorsichtig ausführen.

******Bei starkem Übergewicht ist ein Meditationsbänkchen empfehlenswert. Durch das Gewicht ist der Druck auf die Unterschenkel groß, sodass Sie häufig nicht schmerzfrei sitzen können.**

Sitz der Lotosblüte

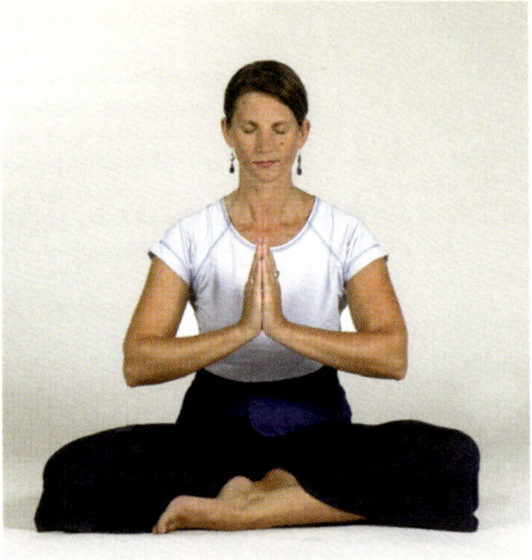

- Gehen Sie in die gleiche Sitzhaltung wie der «Einfache Sitz». Legen Sie die Hände vor der Brust aneinander.
- Mit dem Einatmen strecken Sie Ihre Arme nach oben über den Kopf. Mit dem Ausatmen öffnen Sie die Arme seitlich, wie zu einem Kreis, und bringen die Arme wieder vor den Körper.
- Wiederholen Sie diesen Zyklus drei- bis fünfmal.
- Beenden Sie die Übung, indem Sie Ihre Hände wieder vor die Brust bringen.
- Konzentrieren Sie sich auf Ihr Herz und sagen Sie sich: Ich bin wunderschön. Schön wie eine Lotusblüte. Spüren Sie der Übung bei geschlossenen Augen nach.

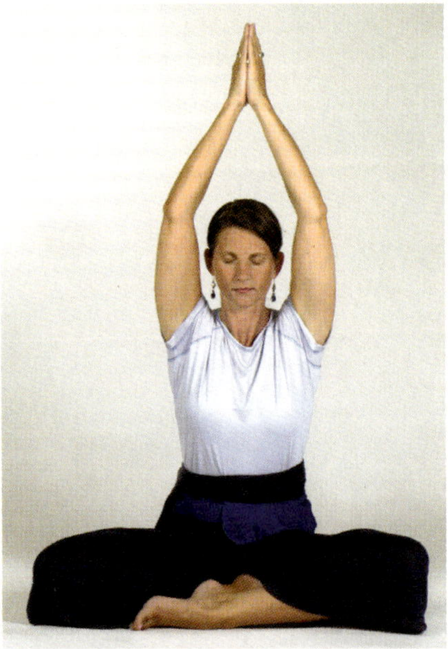

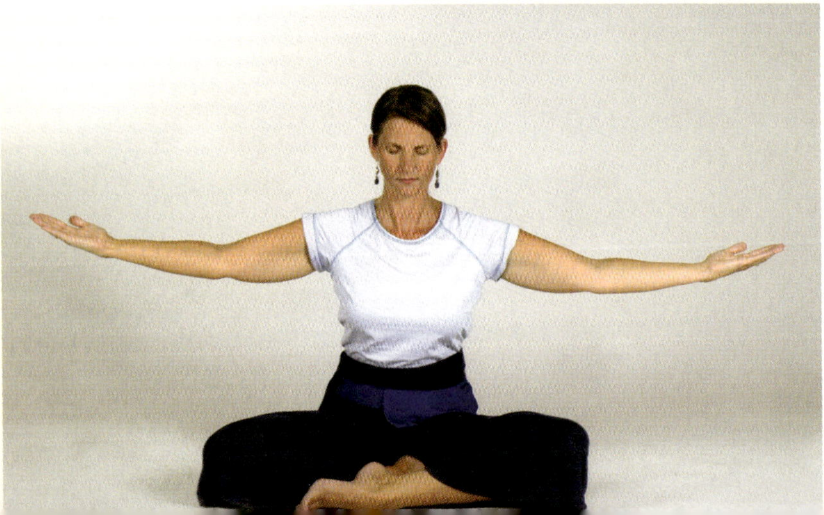

Wirkungsweise

- Der Lotussitz beruhigt das Nervensystem.
- Der Brustkorb wird geweitet, die Atmung verbessert.

****Bei starkem Übergewicht machen Sie diese Übung auf einem Stuhl.

Die eigene Mitte finden

Die folgende Sitzübung hilft Ihnen dabei, auch während eines anstrengenden Tages immer wieder schnell zur eigenen Mitte zurückzufinden. Je mehr wir in unserer eigenen Mitte sind, desto weniger müssen wir in stressigen Situationen auf Nervennahrung zurückgreifen.

- Setzen Sie sich mit geradem Rücken auf Ihren Bürostuhl. Ihre Zunge berührt den Gaumen und Ihre Hände ruhen locker auf den Oberschenkeln.
- Mit geschlossenen Augen oder den Blick ins Leere gerichtet, beobachten Sie Ihren Atem, wie er ganz von selbst kommt und geht.
- Versuchen Sie nun, Ihre ganze Aufmerksamkeit auf die Hände zu richten. Wenn Sie das Gefühl haben, dort angelangt zu sein, versuchen Sie, mit einem Teil Ihrer Aufmerksamkeit bei den Händen zu bleiben und mit dem Rest zum Atem zurückzukehren.
- Beim Einatmen zeigen die Handflächen nach oben, bereit, positive Energie aufzunehmen, beim Ausatmen nach unten, um all die negativen Gedanken ans Universum abzugeben. Üben Sie so lange, bis Sie das Gefühl haben, wieder ruhig zu sein und ungestört an Ihre Arbeit zurückkehren zu können.

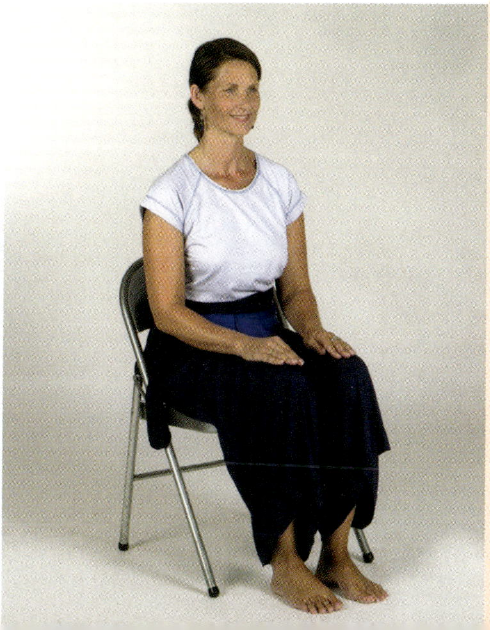

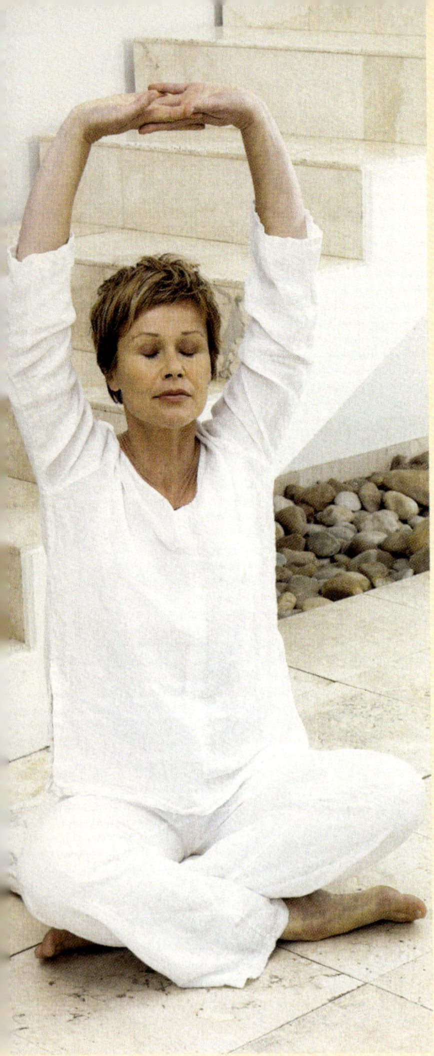

Der Atem als Lebenselixier

Das Geheimnis einer gesunden Atmung ist das harmonische Gleichgewicht zwischen Nehmen und Geben.
Anna Röcker

Im Yoga geht man davon aus, dass jedem Menschen eine bestimmte Anzahl von Atemzügen in einem Leben zur Verfügung stehen. Sind diese verbraucht, muss ein Mensch sterben. Durch bewusste Atemübungen versuchen Yogis deshalb, ihren Atem zu kontrollieren. Darüber hinaus weiß man im Yoga auch um die entspannende Wirkung, die bewusster Atem auf Körper, Seele und Geist hat.
Unsere Atmung wird vom vegetativen Nervensystems geregelt, das im verlängerten Rückenmark, dem Hirnstamm, liegt. Es steuert alle unbewussten Körpervorgänge wie Herzschlag, Verdauung und Atmung. Auch wenn es sich bei der Atmung um einen unbewussten Vorgang handelt, so zählt sie zu den Vorgängen, auf die man bewusst Einfluss nehmen kann.

Der Atemvorgang

Es gibt zwei Arten der Atmung: die Nasen - und die Mundatmung. Normalerweise atmet der Mensch durch die Nase. Dies ist die langsamere, aber auch die weitaus gesündere Atmung. Hier liegt der Vorteil darin, dass die Luft beim Einatmen durch die Nasenschleimhäute gereinigt, erwärmt und befeuchtet wird. Grobe Schmutzpartikel werden durch die Flimmerhärchen, die auf der Nasenschleimhaut liegen, gefiltert und gelangen somit nicht in den Körper. Zwar dauert es bei der Nasenatmung länger, bis die Luft die Lunge erreicht, die Luft ist dann jedoch optimal für die Lungen vorbereitet. Darüber hinaus hat man bei der Nasenatmung über den Geruchsnerv direkten Zugang zum zentralen Nervensystem. Eine weitere positive Auswirkung dieser Form der Atmung besteht darin, dass durch das Anliegen der Zunge am Gaumen ein geschlossener Energiekreislauf gewährleistet ist.
Das Einatmen ist dem Sympathikus des autonomen Nervensystems zugeordnet. Erschrecken wir, atmen wir abrupt ein, und der Flucht- und Kampfreflex wird aktiviert. Die Einatmung bewirkt, dass sich das

Zwerchfell nach unten bewegt und die Bauchdecke sich dehnt. Synchron füllt sich der untere Teil der Lungen mit Luft. Die Zwischenrippenmuskeln weiten den Brustraum, wodurch sich der mittlere Teil der Lunge ebenfalls mit Luft füllt; schließlich heben sich die Schlüsselbeine. Dadurch wird der obere Teil der Lungen, die so genannten Lungenspitzen, mit Luft angereichert. Durch bewusste und vollständige Atmung kann das Zwerchfell seinen Bewegungsspielraum vergrößern und können die Atemkapazität mehr genutzt sowie die Durchblutung des gesamten Organismus gefördert werden. Zusätzlich erfahren die Bauchorgane eine anregende Massage, die wiederum die Verdauung positiv beeinflusst.

Das Ausatmen ist dem Parasympathikus des autonomen Nervensystems zugeordnet, der für die Entspannung im Körper zuständig ist. Leicht zu assoziieren mit dem wohltuenden Seufzer, der uns nach getaner Arbeit, einem anstrengendem Tag oder aus Erleichterung entgleitet. Entspannung können Sie mit bewusstem, langem Ausatmen erzielen bzw. unterstützen. Atmen wir aus, senken sich zunächst Schlüsselbein und Brustkorb, und zuletzt kehrt das Zwerchfell in seine entspannte Haltung zurück. Dabei wölbt es sich wieder nach oben, und während die verbrauchte Luft ausgeschieden wird, ziehen sich die Lungenflügel auf ihre ursprüngliche Größe zurück. Die alten Griechen hatten die zentrale Bedeutung des Zwerchfells sicher erfasst, wenn sie es als «Sitz der Seele» bezeichneten.

Atmen als Stressmanagement

Bei der normalen Atmung nutzen wir lediglich einen Teil unserer Atemkapazität. Dadurch erhalten wir weniger lebenswichtigen Sauerstoff und verhindern, dass Schadstoffe ausgeschieden werden. Wenn wir davon ausgehen, dass wir ohne Essen drei Wochen, ohne Wasser drei Tage und ohne Sauerstoff nur drei Minuten überleben können, dann zeigt sich deutlich, wie wichtig die Zufuhr von Sauerstoff für unser Leben ist.

So wie sich unsere körperliche und seelische Verfassung in der Qualität unseres Atems widerspiegelt, so haben wir rückwirkend die Möglichkeit, über den bewussten Atem

sowohl den Körper als auch den Geist zu beeinflussen.
Wenn wir abnehmen wollen, kann der Atem uns eine wertvolle Unterstützung, ja sogar ein wichtiges Hilfsmittel sein, denn die Atmung bzw. die Sauerstoffzufuhr hat auf die Fettverbrennung großen Einfluss. Dieser Aspekt ist vielen Menschen nicht bewusst und wird auch bei vielen Diäten nicht erwähnt. Die beste Diät ist daher nur halb so wirksam, wenn dem Körper nicht genügend Sauerstoff zugefügt wird, der den Organismus darin unterstützt, Fett zu verbrennen.
Bei Menschen mit starken Übergewicht ist Atemnot sogar ein Dauerzustand. Besonders betroffen sind Menschen vom so genannten Apfel-Typ, bei denen sich Fettdepots hauptsächlich am Bauch angesammelt haben. Diese Fettzellen scheinen besonders stoffwechselaktiv zu sein, denn sie speichern das Fett am Bauch nicht nur passiv, sondern stehen in ständigem Austausch mit dem Rest des Körpers und geben Fettsäuren ins Blut ab. Solche freien Fettsäuren stehen im Verdacht, das Risiko für Herz-Kreislauf-Erkrankungen zu erhöhen. Forschungen ergaben, dass bei diesen Erkrankungen viermal größere Fettdepots um die Organe gelagert sind als bei Menschen mit normalen Gewicht.
Bei einer tiefen bewussten Atmung hingegen pumpt das Herz das mit frischem Sauerstoff angereicherte Blut in die Muskeln. Dadurch wird die Fettverbrennung optimiert und gewährleistet. Denn nur aktive, d. h. mit genügend Sauerstoff versorgte Muskeln verbrennen Fettkalorien.
Häufig kann man bei Menschen mit Übergewicht eine gewisse Trägheit oder eine chronische Müdigkeit beobachten. Die Ursache liegt darin, dass durch die hohen Fettwerte im Blut die Fähigkeit der roten Blutkörperchen reduziert ist, Sauerstoff an das Gehirn zu leiten. Durch Atemübungen unterstützt man das Blut durch frischen Sauerstoff, rein zu bleiben und somit Nerven, Gehirn, Rückenmark und Herzmuskel zu stärken.
Atmung unterstützt uns aber nicht nur bei der Gesunderhaltung unseres Körpers, sondern spielt ebenfalls eine große Rolle für unser geistiges und seelisches Wohlbefinden. In Stresssituationen hat man häufig das Gefühl, unter großer Anspannung zu stehen und keine Luft mehr zu bekommen. Es entsteht ein Gefühl der Überforderung, der Enge und vielleicht auch das Bedürfnis, allem zu entfliehen. Normalerweise ist man in solchen Momenten eher geneigt, eine Zigarette zu rauchen oder zum Kühlschrank zu gehen, um diese Anspannung zu kompensieren. Kurzfristig fühlt man sich dadurch vielleicht entspannter, langfristig aber wirkt sich das

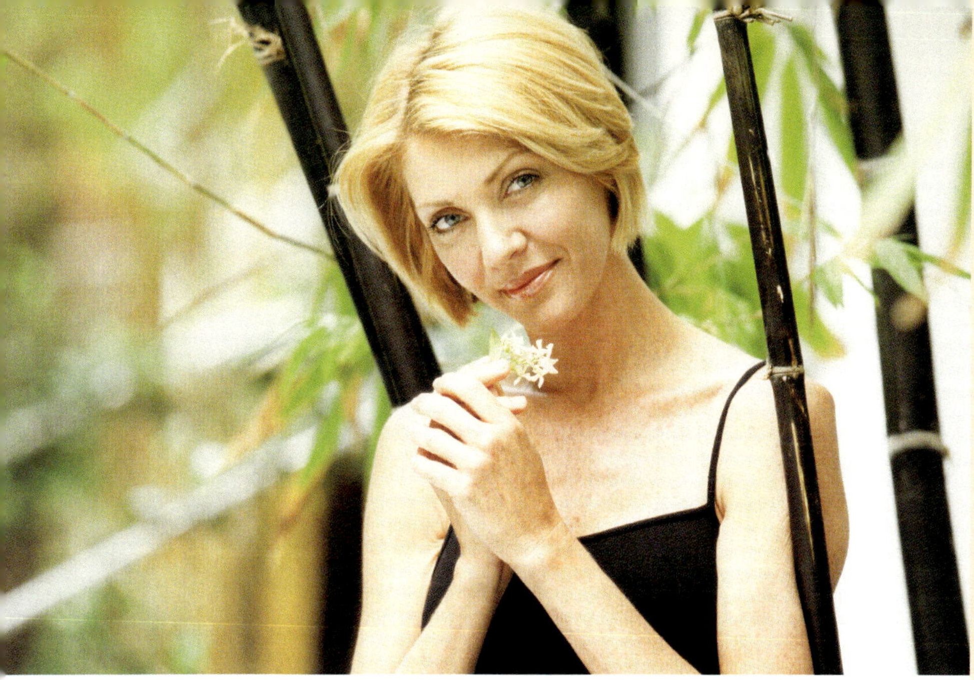

nachteilig auf unser ganzes Wohlbefinden aus. Durch bewusstes Atmen kann Stress abgebaut werden, und das Gefühl, Stress mit Essen kompensieren zu müssen, löst sich in Luft auf.

Pranayama-Übungen

In Kapitel 1 wurde bereits kurz auf die wichtige Bedeutung der bewussten Atmung eingegangen. Der Achtstufige Pfad des Patanjali beinhaltet Atemübungen, die so genannten Pranayama-Übungen, durch die der Atem kontrolliert und gelenkt wird. Sie stellen nicht nur einen Reinigungsprozess auf der körperlichen, sondern auch auf der seelischen Ebene dar und können uns helfen, einen Schritt weiter auf dem Weg inneren Wachstums und psychischer und physischer Gesundung zu gehen. Und der Weg der körperlichen und seelischen Gesundung ist auch immer der Weg des Herzens.

Durch Pranayama kommen wir nicht nur uns selbst näher, sondern erkennen auch die Verbundenheit mit all den anderen Wesen, Menschen, Pflanzen und Tieren. Es öffnet uns den Raum zu der Erkenntnis, dass wir mehr sind als nur ein begrenzter physischer Körper, der an den Haarspitzen anfängt und mit den Zehen endet.

Weiche Bauchatmung

Die folgende Bauchatmung ist besonders für Frauen wichtig, da viele Frauen sich angewöhnt haben, ständig ihren Bauch einzuziehen, um schlank auszusehen. Dadurch entsteht eine starke Anspannung in diesem Bereich.
Versuchen Sie, die Bauchatmung im Verlaufe des Tages immer wieder – auch im Stehen oder im Sitzen – auszuüben. Besonders wirkungsvoll ist sie, wenn Sie stressbedingt zum Essen greifen wollen.

- ➔ Legen Sie sich auf den Rücken.
- ➔ Legen Sie nun die Hände auf den Bauchnabel.
- ➔ Gehen Sie mit Ihrer Aufmerksamkeit zu Ihrer Atmung und zu Ihren Händen.
- ➔ Stellen Sie sich vor, dass Sie mit jedem Einatmen einen imaginären Luftballon in Ihrem Bauch ganz sanft aufblasen.
- ➔ Beim Ausatmen leert sich der Luftballon so vollständig wie möglich, ohne dass Sie großartigen Druck ausüben müssen.
- ➔ Versuchen Sie, mit den Händen zu erspüren, wie sich der Bauch durch die bewusste Aufmerksamkeit, die Sie ihm in der Übung schenken, entspannt und weicher wird.
- ➔ Führen Sie diese Übung so lange aus, bis Sie das Gefühl haben, wieder entspannt zu sein.

Übungshinweis

Achten Sie darauf, dass Sie Ihren Bauch nicht mit Sauerstoff aufpumpen. Versuchen Sie, so natürlich und entspannt wie möglich zu atmen.

Wirkungsweise

- ➔ Beruhigt die Nerven und regt die Bauchorgane an.
- ➔ Das Herz wird entlastet, die Verdauung aktiviert.

Wechselatmung

- ➔ Setzen Sie sich bequem hin.
- ➔ Ihr linker Arm liegt auf dem linken Oberschenkel. Daumen und Zeigefinger berühren sich an der Fingerkuppe, die drei restlichen Finger zeigen gestreckt nach vorne. Sie können die Handfläche nach oben oder nach unten halten.
- ➔ Legen Sie Ihren rechten Daumen nun an das rechte Nasenloch und den rechten Ringfinger an das

Harmonie durch Entspannung

Stress abbauen, Balance finden

Das Grundprinzip des Yoga lautet, dass auf jede Anspannung eine Entspannung folgen muss. Denn nur dann können wir uns körperlich wohl fühlen und zu einer inneren Balance und Harmonie finden.

Es ist wichtig,
von Zeit zu Zeit
langsamer zu werden,
sich allein zu entfernen
und einfach zu sein.
Eileen Caddy

Jede Tätigkeit, die wir ausüben, und jeder Reiz, dem wir ausgesetzt sind, wird vom Prinzip der Spannung begleitet. Im Optimalfall sollte im Leben eines Menschen in allem, was er tut, im gleichen Maße Anspannung und Entspannung stattfinden. In der heutigen Zeit, in der wir einer konstanten Reizüberflutung ausgesetzt sind, fühlen wir uns häufig gestresst und nehmen uns aber keine Zeit zum Entspannen. Die Folge davon sind Verspannungen, die sich auf unsere körperliche und seelische Befindlichkeit auswirken.

Auswirkungen von Stress

Die Reize, die wir durch die verschiedenen Sinne aus unserer Umwelt aufnehmen, werden an unser Gehirn weitergeleitet. Im limbischen System, unserem Gefühlszentrum im Zwischenhirn, entsteht als Reaktion auf diese Reize ein Strom von elektrischen Impulsen. Bedingt durch ihre ursprüngliche schutzbildende Funktion, signalisieren sie Gefahr und geben diese Information in Bruchteilen von Sekunden an den Hypothalamus weiter, wo ein Releasing-Hormon ausgeschüttet wird, das eine Kettenreaktion in Gang setzt: Ein weiteres Hormon wird in den Blutkreislauf ausgeschüttet, erreicht die Nieren und stimuliert die Nebennierenrinde dahin gehend, Cortisol ins Blut abzugeben. Cortisol wiederum mobilisiert Energiereserven, indem es den Blutzuckerspiegel erhöht. Es baut Eiweiß ab, das für die Muskulatur vorgesehen war, und setzt Fettsäuren aus dem Fettgewebe frei. Die Immunabwehr wird reduziert, die Verdauungsvorgänge eingeschränkt, dafür aber die Wahrnehmung sensibilisiert. Durch die Ausschüttung eines weiteren Hor-

mons kommt es zur Aktivierung des Sympatikus, der den Herzschlag erhöht und die Stresshormone Adrenalin und Noradrenalin in den Nebennieren freisetzt. Innerhalb kürzester Zeit lösen sie folgende charakteristische Reaktionen aus: Die Blutgefäße unter der Haut werden verengt, der Blutdruck und die Herzfrequenz steigen an; Leber wandelt Speicherzucker in für die Zelle verfügbare Glucose um und setzt sie frei. Die Bronchien werden geweitet, damit sie intensiver atmen können, und das Gehirn wird mit viel Sauerstoff versorgt, was zur Folge hat, dass sich der Körper in höchster Alarmbereitschaft befindet. Darüber hinaus werden die Ausschüttung von Sexualhormonen unterbunden sowie Stoffwechsel und Verdauung auf das Minimum reduziert. Der ganze Körper ist jetzt auf einen Angriff oder eine Flucht vorbereitet. Obwohl man in einem solchen Moment hellwach ist, kann es im Gehirn durch eine vorübergehende Unterbrechung der Weiterleitung von Nervenimpulsen zu einer kurzen Gedankenleere kommen: Man handelt eher aus Reflex als überlegt.
In einem gewissen Maße sind solche Stressreaktionen gesund für den Menschen, denn sie sorgen dafür, dass wir reaktionsfähig bleiben. Ist ein Mensch jedoch permanentem Stress ausgesetzt, kann dies zu einer Reihe von ernsthaften Erkrankungen führen. Auf der körperlichen Ebene können sie sich u. a. als dauerhafter Bluthochdruck, Herzerkrankungen oder Magen- und Darmerkrankungen ausdrücken. Auf der psychischen Ebene kann es zu Aggressionen, Schlafstörungen, Nervosität, Konzentrationsschwäche oder depressiven Verstimmungen kommen.*

Stress erkannt – Stress gebannt

Mensch, du allein bist dein Geheimnis!
Wer kann deine Pforten öffnen, außer dir?
Und keiner kann eintreten, wenn nicht du!
Selvarajan Yesudian

Wenn man erkennt, was Stress auslöst, kann man ihm mit gezielten Yoga-Übungen begegnen.
In der folgenden Liste finden Sie typische Stress-Symptome, die aber auf den ersten Blick nicht immer als solche erkannt werden. Nehmen Sie sich Zeit und überprüfen Sie genau, ob einige davon auf Sie zutreffen und wann Sie verstärkt auftreten.

*Auszug aus dem Material zur Yoga-Lehrerausbildung von Anna Röcker zum Thema Karma-Yoga.

Typische körperliche Symptome:

- ➔ Häufige Kopfschmerzen
- ➔ Zähneklappern, Zähneknirschen
- ➔ Rücken- und Genickschmerzen
- ➔ Schwindelgefühle
- ➔ Schwitzen
- ➔ Kalte und nasse Hände und Füße
- ➔ Trockener Mund
- ➔ Schluckbeschwerden
- ➔ Verkühlung, Infektion, Fieberblasen
- ➔ Ausschläge, Juckreiz, Gänsehaut
- ➔ Unerklärliche Allergieanfälle
- ➔ Sodbrennen. Magenschmerzen,
- ➔ Häufige Blähungen
- ➔ Durchfall oder Verstopfung
- ➔ Atemnot

Typische psychosomatische Symptome:

- ➔ Panikanfälle
- ➔ Schuldgefühle, Angst und Nervosität
- ➔ Häufige Wutanfälle
- ➔ Depression
- ➔ Schlaflosigkeit
- ➔ Konzentrationsschwierigkeiten
- ➔ Unentschlossenheit
- ➔ Gefühle der Überbelastung
- ➔ Gefühl der Einsamkeit und Wertlosigkeit
- ➔ Häufige Unpünktlichkeit
- ➔ Frustration
- ➔ Soziale Abkehr und Isolation
- ➔ Kommunikationsschwierigkeiten – ständige Müdigkeit

Die vier Ebenen der Stressreaktionen

Stress kann sich auf verschiedenen Ebenen manifestieren. Wir unterteilen den Stress hier noch in zwei weitere Kategorien. In der ersten Kategorie finden Sie die vier Ebenen der Stressreaktionen. Bei diesem Stress sprechen wir von dem so genannten Disstress. Disstress ist ein negativer, leistungsmindernder, krank machender Stress.
Mit Hilfe der folgenden Listen kann der Disstress erkannt und mit entsprechenden Yogaübungen behandelt werden.

1. Die kognitive Ebene (Denk- und Wahrnehmungsprozesse)	2. Die emontionale Ebene (Gefühle und Befindlichkeiten)	3. Die vegetativ-hormonelle Ebene (vegetatives Nervensystem)	4. Die muskuläre Ebene (Skelettmuskulatur)
➔ negative Gedankenschleifen wie «das schaffe ich nie», «auch das noch»	➔ Angst, Schreck, Panik	➔ Trockener Mund	➔ Starre Mimik, verzerrtes Gesicht, nervöse Gestik
➔ Leere im Kopf (Blackout)	➔ Nervosität	➔ Kloß im Hals	➔ Fingertrommeln, Zittern, Zucken
➔ Denkblockaden	➔ Verunsicherung	➔ Herzklopfen, Herzstiche	➔ Zähneknirschen
	➔ Wut, Gereiztheit	➔ Kurzatmigkeit	➔ Faustballen
		➔ Flaues Gefühl im Magen, Engegefühl in der Brust	➔ Stottern
		➔ Schwitzen	
		➔ Erröten	
		➔ Tränen	
		➔ weiche Knie	

Überforderungsreaktionen

Die zweite Kategorie stellt die vier Ebenen der Überforderungsreaktionen dar. Hier sprechen wir vom so genannten Burn-out-Syndrom. Es handelt sich um angesammelten Stress, der sich jetzt nicht mehr als eine kurzzeitige Störung des eigenen Wohlbefindens äußert, sondern sich manifestiert und das Leben zum Teil stark beeinträchtigen kann.

1. **Die kognitiven Überforderungsreaktionen** (Denk- und Wahrnehmungsprozesse)	2. **Die emotionalen Überforderungsreaktionen** (Gefühle und Befindlichkeiten)	3. **Die vegetativ-hormonellen Überforderungsreaktionen** (vegetatives Nervensystem)	4. **Die muskulären Überforderungsreaktionen** (Skelettmuskulatur)
➔ Konzentrationsstörungen, Tagträume	➔ Aggressionsbereitschaft	➔ Herz-Kreislauf-Beschwerden	➔ allgemeine Verspanntheit
➔ Gedächtnis- und Leistungsstörungen	➔ Angstgefühle, Unsicherheit	➔ Herzrasen, Herzstolpern	➔ leichte Ermüdbarkeit Krampfneigung, Muskelzittern
➔ Scheuklappeneffekt, Rigidität	➔ Unzufriedenheit	➔ hoher (labiler) Blutdruck	➔ Ticks
➔ Realitätsflucht	➔ Unausgeglichenheit	➔ Erhöhung des Infarktrisikos	➔ Entspannungsunfähigkeit, Rücken- und Kopfschmerz
➔ Wahrnehmungsverschiebung, Alpträume	➔ Apathie (Teilnahmslosigkeit)	➔ Darm- und Magengeschwüre	
	➔ Gefühlsschwankungen	➔ Verdauungsbeschwerden,	
	➔ Depressionen	➔ Schlafstörungen,	
	➔ Nervosität	➔ chronische Müdigkeit	
	➔ Hypochondrie (eingebildete Krankheiten)	➔ Migräne	
		➔ Verschiebung des Hormonhaushalts	
		➔ Veränderung des Cholesterinspiegels	

1. **Die kognitiven Überforderungsreaktionen** (Denk- und Wahrnehmungsprozesse)
2. **Die emotionalen Überforderungsreaktionen** (Gefühle und Befindlichkeiten)
3. **Die vegetativ-hormonellen Überforderungsreaktionen** (vegetatives Nervensystem)
   - Zyklusstörungen bei der Frau
   - Verminderung der Samenproduktion beim Mann
   - sexuelle Funktionsstörung
   - Hautveränderung
   - übermäßiges Schwitzen
   - Schwindelanfälle
   - Atembeschwerden
4. **Die muskulären Überforderungsreaktionen** (Skelettmuskulatur)

Wenn die hier aufgeführten Symptome immer wieder auf Sie zutreffen, dann ist dies ein offensichtliches Indiz dafür, dass Sie unter permanentem Stress leiden. Yoga bietet Ihnen hierbei viele Möglichkeiten, wieder ins Gleichgewicht zu kommen. Mit regelmäßiger Übung werden Sie feststellen, wie sich Disstress auflöst und Sie ausgeglichener werden.

Yoga – ein ganzheitlicher Weg zur inneren Balance

Die Seele,
in der Welt der Sinne sich bewegend
und diese zugleich harmonisierend,
findet Ruhe in der Stille.
Bhagavadgita

Neben Tai Chi stellt Yoga eine der effektivsten Weisen dar, mit denen der Mensch sich auf allen Ebenen entspannen kann. Das liegt daran, dass es sich hier um ein einmaliges Zusammenspiel von Körperübungen, Entspannungs- und Atemübungen handelt, die sich unter anderem sehr ausgeprägt auf den Hormonhaushalt auswirken.
Um sich bewusst entspannen zu können, müssen wir aber wissen, in welchen Bereichen unseres Lebens die größten Anspannungen vorherrschen. Die folgende Übung kann Sie darin unterstützen, ein Gefühl dafür zu bekommen, wann Sie besonders gestresst, d. h. besonders angespannt sind.
Lesen Sie jeden einzelnen Satz und die dazugehörigen Fragen. Schließen Sie danach die Augen und lassen Sie die Bilder aufsteigen, die Ihnen dazu einfallen. Manchmal ist es auch hilfreich, sich einige Notizen zu machen.

Stellen Sie sich vor, Sie liegen morgens in Ihrem Bett und der Wecker klingelt.
- → Wachen Sie von alleine auf, den Kopf schon voller Gedanken?
- → Was ist Ihr erster Gedanke?

Sie stehen auf und gehen ins Bad und schauen in den Spiegel.
- → Sind Sie mit Ihren Gedanken im Bad oder bereits bei den Terminen und Erledigungen des folgenden Tages?
- → Betrachten Sie sich aufmerksam und wohlwollend?
- → Oder sehen Sie über sich selbst hinweg?

Sie gehen in die Küche und frühstücken dort.
- → Was frühstücken Sie?
- → Wie frühstücken Sie? Lassen Sie sich für jeden Bissen genügend Zeit?
- → Was fühlen Sie, während Sie frühstücken?
- → Woran denken sie?

Sie sind bei der Arbeit.
- → Macht Ihnen die Arbeit Spaß?
- → Welche Gedanken und Gefühle haben Sie bei der Arbeit?
- → Was lenkt Sie ab?
- → Gehen Sie effektiv mit Ihrer Zeit um?
- → Was wirft Ihren Zeitplan ständig über den Haufen?

Sie haben Mittagspause.

➔ Wie nutzen Sie diese Zeit?
➔ Gehen Sie essen, um Körper und Geist eine Pause zu gönnen?
➔ Machen Sie Besorgungen?
➔ Ruhen Sie sich aus oder arbeiten Sie durch?

Sie kommen nach einem langen Arbeitstag nach Hause.

➔ Wie fühlen Sie sich am Ende eines Arbeitstages?
➔ Haben Sie noch Energie zur Verfügung für eine entspannende Freizeittätigkeit?
➔ Sitzen Sie müde vor dem Fernseher?

Nach einem langen Tag liegen Sie wieder im Bett.

➔ Sind Sie zufrieden mit dem vergangenen Tag?
➔ Was sind Ihre letzten Gedanken vor dem Einschlafen?
➔ Haben Sie neben dem ganzen Stress und der Arbeit entspannt?

Vielleicht ist Ihnen bei dieser Visualisierungsübung zum ersten Mal aufgefallen, wann Sie besonders im Stress sind und wie gedankenverloren und gehetzt Sie durch den Tag gehen. Versuchen Sie, sich den Moment bewusst zu machen, an dem der Stress beginnt. Wenn Sie zum Beispiel morgens schon aus dem Bett springen und unter Zeitdruck ins Bad hetzen, sollten Sie bewusst innehalten und sich ganz bewusst einen Moment Zeit für eine kleine Entspannungsübung nehmen. Sie wird Sie mit einer inneren Ruhe, die jeder Mensch in sich trägt, in Kontakt bringen.

Stress verdauen

Sei leer, sei ruhig.
Sieh zu, wie alles kommt und geht.
Es kommt aus der Quelle und kehrt dorthin zurück.
Das ist der Weg der Natur.
Tao Te Ching

Bestimmt kennen Sie Situationen in Ihrem Leben, bei denen Sie das Gefühl hatten, dass sie etwas erst einmal «verdauen» mussten. Verdauen heißt letztlich etwas Aufgenommenes umzusetzen und wieder auszuscheiden. Das trifft auf die körperliche Ebene ebenso zu wie auf die geistige und emotionale. Da wir aber in einer Gesellschaft leben, in der das Funktionieren an erster Stelle steht, der Mensch mit seinen Bedürfnissen aber nicht beachtet wird, haben viele Menschen gar nicht die Zeit, Erlebnisse und Eindrücke zu verdauen. Sind wir dann im Stress, nehmen wir zwar weiterhin Eindrücke auf, verarbeiten diese aber nicht. Unbewusst wartet der Körper in einer solchen Situation

natürlich auf die Möglichkeit des Verdauens, der Entspannung. Da diese natürliche Entspannung nicht erfolgt, wird das Bedürfnis überlagert und kompensiert. Einige Menschen kompensieren den Stress mit Essen, andere vielleicht mit Alkohol.
Vielleicht beginnen Sie Ihren Feierabend vor dem Fernseher mit den Gedanken «Ich hatte heute so einen Stress», «Jetzt tue ich mir was Gutes», «Jetzt gönne ich mir was Leckeres» oder «Das habe ich mir heute wirklich verdient». Aber statt sich wirklich etwas Gutes zu tun, verhindern Sie, dass Sie die aufgenommenen Eindrücke verdauen. Unbewusst unterdrücken Sie diesen Zyklus sogar und führen Ihrem Körper noch weiteren Input zu und essen oder trinken. Je mehr Stress Sie haben, desto mehr werden Sie wahrscheinlich konsumieren.

Für viele Menschen kann übermäßiges Essen ein Versuch sein, sich einen Ausgleich für die täglichen Belastungen und Anforderungen zu schaffen. Anstatt Ärger, Wut, Enttäuschung genau zu registrieren, sich damit auseinander zu setzen und eventuell zu handeln, essen sie viel und manchmal maßlos. Essen stellt in einem solchen Fall eine Versuchung da, übermäßige Spannungen und Unruhe abzubauen. Geht man nach einem solchen «Feierabend» mit vollen Magen schlafen, wird die Verdauung blockiert. Unverdaute Nahrung setzt im Magen und in den Gedärmen einen Gärungsprozess in Gang, wodurch Gase entstehen, welche die Ausscheidungsorgane und den Körper blockieren. Ein typisches Anzeichen von Gärungsprozessen und unverdauter Nahrung sind Blähungen, Sodbrennen, Aufstoßen, unruhiger Schlaf und Heißhungerattacken am Morgen. Auf der körperlichen Ebene bedeutet dies Verstopfung, Magen- und Darmprobleme, Durchfall, Stoffwechselschlacken und Übergewicht.
Anstatt dass der Körper nun Erholung findet, gerät er ebenfalls in Stress, denn er ist in einer Zeit, in der er sich eigentlich von den Anstrengungen des Tages erholen sollte, mit Verdauung beschäftigt. Schlaf bedeutet für unseren gesamten Organismus «ausruhen». Alle Organe reduzieren und verlangsamen ihre Tätigkeiten während der Nachtruhe. Auch der Geist sollte sich ausruhen und entspannen dürfen, doch sogar während des Schlafes kreisen die Gedanken unbewusst um die Sorgen, und wenn man so voller Spannung schläft, fühlt man sich beim Aufwachen erschöpft, manchmal sogar wie erschlagen. Die Folgen auf der psychischen Ebene sind vermehrte

Aggressionen oder auch Depressionen.
Sind wir uns der ganzheitlichen Zusammenhänge von Körper, Geist und Seele sowie von Anspannung und Entspannung bewusst, können wir uns entsprechend verhalten. Das bedeutet, dass wir unseren Körper sowie unseren Geist dann nach einem anstrengenden, mit Terminen voll gestopften Tag nicht mit Essen und Schlaf entspannen, sondern bewusst Übungen durchführen, die eine organische Entspannung unterstützen, denn erst dann kommt es wieder zu einer Balance zwischen Körper, Geist und Seele: Der Körper regeneriert sich und das Nervensystem wird gestärkt.

Wohltuende Entspannung

Im Folgenden werden Sie eine Reihe von Entspannungsübungen finden, die sich besonders für Menschen eignen, die dazu neigen, ihren Stress mit Essen zu kompensieren, und folglich mehr wiegen, als ihnen lieb ist. Bevor Sie die Übungen durchführen, sollten Sie aber nach Möglichkeit einige Regeln beherzigen, die Sie darin unterstützen werden, die Übungen auch wirklich lustvoll und kontinuierlich durchzuführen.

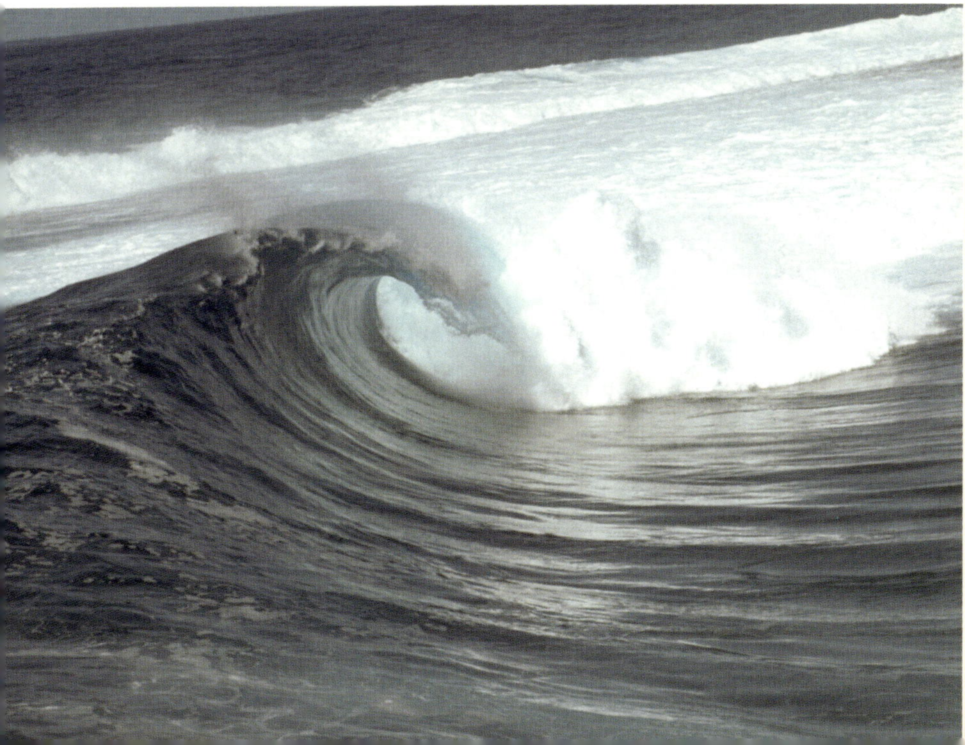

Die Kontinuität ist deshalb besonders wichtig, weil Entspannung zwar viel mit Loslassen zu tun hat, aber auch gleichzeitig viel mit Disziplin, denn viele unserer Verhaltensweisen basieren auf Gewohnheiten. Wenn Sie zum Beispiel gewohnheitsmäßig immer bei einem Stück Kuchen oder einem guten Essen entspannen, dann wird es natürlich eine Zeit lang dauern, bis Sie mit jeder Zelle Ihres Körpers spüren, dass Entspannungs- oder Atemübungen Sie wesentlich mehr unterstützen als ein kalorienreiches Essen.

Goldene Regeln zur Entspannung

Schaffen Sie eine ruhige Umgebung. Das bedeutet, die Geräusche, die Sie ablenken könnten, auf ein Minimum zu reduzieren. Stellen Sie das Telefon oder die Türklingel am besten ab, sodass Sie sich dem Moment und Ihrem Vorhaben uneingeschränkt widmen können. Jede geteilte Aufmerksamkeit bedeutet einen Verlust an Intensität. Darüber hinaus führt jedes Geräusch zu einer unbewussten Anspannung für den Körper.

Halten Sie den Raum klar. In einem Raum, in dem Unordnung herrscht, kann positive Energie nicht ungehindert fließen. Der unruhige Geist kommt erst in einem klaren Raum zur Ruhe.

Sorgen Sie für angemessene Raumtemperatur und genügend frische Luft. Um zu entspannen, ist angemessene Wärme ratsam, ein überheizter Raum führt schnell zur Müdigkeit.

Achten Sie auf angenehme Lichtverhältnisse. Gedämpftes Licht ist für die Meditation unterstützend. Wenig Licht assoziiert der Körper mit Schlaf.

Tragen Sie leichte und bequeme Kleidung. Sie ermöglicht Ihnen eine tiefere Atmung und größere Entspannung als enge Kleidungsstücke. Da die Körpertemperatur sinkt. sollten Sie sich bei einer langen Entspannung zudecken.

Setzen Sie einen passenden Zeitrahmen fest. Dieser sollte nicht mit Ihren Pflichten kollidieren und Sie dadurch ablenken. Schön wäre es, wenn Sie eine Regelmäßigkeit entwickeln könnten, selbst wenn diese beispielsweise nur wöchentlich ist.

Achten Sie auf einen unbelasteten Magen. Je länger die letzte Nahrungsaufnahme zurückliegt, desto leichter können Sie sich entspannen.
Stimmen Sie sich auf die Übungen ein. Eine kurze Einstimmung wird Sie darin unterstützen, sich ganz und gar auf die Entspannungsübungen vorzubereiten, um dann bei der Durchführung mit der ganzen Aufmerksamkeit bei sich selbst und der Übung sein zu können. Schließen Sie dazu die Augen und atmen Sie nun erst einige Male tief ein und aus, um im «Hier und Jetzt» anzukommen. Stellen Sie sich vor, dass Sie unter einer Lichtdusche sitzen und alle Gedanken und Sorgen von Ihnen abfallen.

Die Wahrnehmung des Atems

Die einfachste und schnellste Entspannungsübung liegt in der Wahrnehmung des Atems. Indem Sie den Atem wahrnehmen, weitet sich die physische Entspannung aus. Konzentrieren Sie sich auf den Atem, ohne den Atemrhythmus zu verändern. Wenn Sie einatmen, spüren Sie, wie der Atem durch die Nasenlöcher in Ihre Nase einströmt und durch den Rachen und die Luftröhre hinunter zum Bauch fließt. Beim Ausatmen beobachten Sie, wie der Atem wieder durch die Nase aus dem Körper ausströmt und der Bauch abflacht.
Sie können die Entspannung noch intensivieren, indem Sie sich innerlich sagen «Ich atme ein. Ich atme aus.» Wenn Sie merken, dass Ihre Gedanken während dieser Übung abschweifen, kehren Sie mit Ihrer Aufmerksamkeit einfach immer wieder zum Atem zurück. Sie können auch sagen «Ich atme Entspannung ein. Ich atme Anspannung aus.»
Nach Möglichkeit sollten Sie versuchen, während der Übung nicht einzuschlafen. Sollte es Ihnen anfangs mal passieren, führen Sie die Übung lieber im Sitzen durch.

Vorbereitende Übungen

Wenn wir gestresst sind oder einen anstrengenden Tag hinter uns haben, ist es oft nicht gleich möglich, sofort zu entspannen. Die folgenden Vorbereitungen eignen sich deshalb besonders gut, bevor Sie mit den Übungen beginnen. Sie werden Sie darin unterstützen, präsent zu sein und sich ganz einzustimmen.
Es empfiehlt sich, den Text der folgenden Entspannungsübungen auf einen Kassettenrekorder zu sprechen. Dann können Sie sich mehr auf die eigentliche Entspannung einlassen. Die folgenden Übungen bieten sich auch als eine Partnerübung an. Dabei werden die Übungen im Wechsel vorgelesen.

Übung 1: Ankommen

→ Setzen Sie sich aufrecht und mit gerader Wirbelsäule auf einen Stuhl oder auf ein Meditationskissen.
→ Schließen Sie die Augen und spüren Sie die Unterlage, auf der Sie sitzen.
→ Atmen Sie bewusst ein und aus und nehmen Sie einfach alles nur wahr, was jetzt gerade in Ihrem Körper passiert. Einfach beobachten, ohne zu urteilen.
→ Gehen Sie jetzt gedanklich noch einmal durch den vergangenen Tag bis zu dem Moment, wo Sie jetzt auf dem Stuhl oder Kissen sitzen. Nehmen Sie Ihren Platz ein, nehmen Sie Ihren Raum ein. Achten Sie darauf, dass Ihre Gedanken nicht an einer Situation hängen bleiben. Ihr Alltag liegt jetzt hinter Ihnen und dieser Tag gehört schon der Vergangenheit an.
→ Bleiben Sie einfach ein paar Minuten ganz entspannt auf dem Kissen sitzen.

Übung 2: Dehnen

→ Legen Sie sich auf den Rücken. Ihr Körper ist ganz gestreckt. Das Kinn ist leicht in Richtung Brustbein geneigt. Die Arme liegen neben dem Körper. Die Handinnenflächen zeigen nach unten.
→ Heben Sie nun beide Arme und strecken Sie sie nach oben in Richtung Decke. Dehnen Sie Ihre Arme genüsslich und legen Sie sie dann nach hinten ab. Die Handflächen zeigen nach oben.
→ Mit dem nächsten Einatmen dehnen Sie jetzt Ihre gesamte rechte Körperseite von den Fingerspitzen bis in die Ferse hinein. Mit dem nächsten Ausatmen wieder loslassen.
→ Ihre Aufmerksamkeit ist während der Übung in Ihrer rechten Körperseite.

- Machen Sie diese Übung insgesamt ca. fünf Atemzüge lang.
- Heben Sie dann die Arme wieder nach oben und legen Sie sie neben dem Körper ab. Spüren Sie nun ganz bewusst in Ihren Körper hinein und vergleichen Sie die Körperhälften miteinander.
- Dann wechseln Sie die Seite und führen die Übung mit der linken Körperseite durch.
- Strecken Sie danach beide Arme und Beine lang und drücken gleichzeitig den unteren Rücken in den Boden. Atmen Sie dabei tief ein und ziehen Sie Arme und Beine so weit wie möglich auseinander. Die Vorstellung, dass jemand Sie an Ihren Armen und Füßen sanft zieht, kann die Streckung noch unterstützen. Danach atmen Sie tief aus und entspannen Arme und Beine.
- Die Übung zu beiden Seiten zwei- bis fünfmal wiederholen.

Entspannungsübungen

Kurze Entspannungsübung vor den Asanas

- Legen Sie sich bequem auf den Rücken. Die Beine sind leicht gegrätscht, die Füße fallen nach außen, die Arme liegen neben dem Körper. Die Handinnenflächen zeigen nach oben. Legen Sie sich so hin, dass es angenehm ist und Sie sich wohl fühlen.
- Schließen Sie Ihre Augen und fühlen Sie die Unterlage, auf der Sie liegen. Sie haben jederzeit die Möglichkeit, Ihre Lage zu verändern.
- Richten Sie dann Ihre Aufmerksamkeit auf Ihren Atem, spüren Sie, wie sich beim Einatmen Ihre Bauchdecke hebt und wie Sie beim Ausatmen ganz entspannt loslassen. Beobachten Sie, wie Sie durch den Atem den Bauch weit und frei machen und den Atem lang und tief ausströmen lassen können. Spüren Sie Ihren eigenen Atemrhythmus.
- Atmen Sie dann bewusst tiefer aus als ein, und lassen Sie mit jedem Ausatmen noch mehr los. Nehmen Sie nun wahr, wie Ihr Körper weicher und weiter wird, mehr und mehr loslassen kann und mit jedem Ausatmen tiefer in die Unterlage sinkt.
- Spüren Sie Ihren Atem, wie er Sie darin unterstützt, ganz zu sich selbst zu kommen, ganz bei sich zu sein.
- Versuchen Sie in dieser Achtsamkeit zu bleiben, bis Sie Ihren Körper kaum noch wahrnehmen und ein tiefer Entspannungszustand eingetreten ist.
- Um sich wieder aus diesem Entspannungszustand zu lösen, verstärken Sie bewusst die Einat-

mung. Spüren Sie, wie der Atem Sie mehr und mehr vitalisiert.

→ Öffnen Sie die Augen, strecken Sie sich, gähnen Sie genüsslich und lassen Sie Ihren Körper die Bewegungen machen, die er jetzt nach dieser wohltuenden Entspannung gerne machen möchte.

Dynamische Entspannung vor den Asanas

Für angespannte, nervöse Menschen empfiehlt sich folgende Entspannung:

→ Legen Sie sich auf den Rücken. Die Arme liegen locker, nicht zu eng neben dem Körper, die Handinnenflächen zeigen nach oben. Die Beine sind etwas gegrätscht, die Fußspitzen fallen locker nach außen.

→ Schließen Sie die Augen, atmen Sie tief ein und aus. Konzentrieren Sie sich zunächst auf den Atem, bis sich Ihre Gedanken von allem Äußeren lösen können.

→ Spannen Sie jetzt Ihren rechten Fuß an, indem Sie die Zehen zum Körper ziehen. Halten Sie die Spannung einen Moment und entspannen Sie den Fuß.

→ Drücken Sie dann das rechte Knie in den Boden, spannen Sie das Knie an, und lassen Sie es wieder los.

→ Spannen Sie das ganze rechte Bein von der Hüfte bis zum Fuß an.

→ Entspannen Sie Ihr rechtes Bein wieder, und gehen Sie dann in der gleichen Weise mit dem linken Bein vor.

→ Drücken Sie danach die Lendenwirbelsäule in den Boden, spannen Sie den unteren Rücken an und entspannen Sie ihn nach einer kurzen Weile wieder.

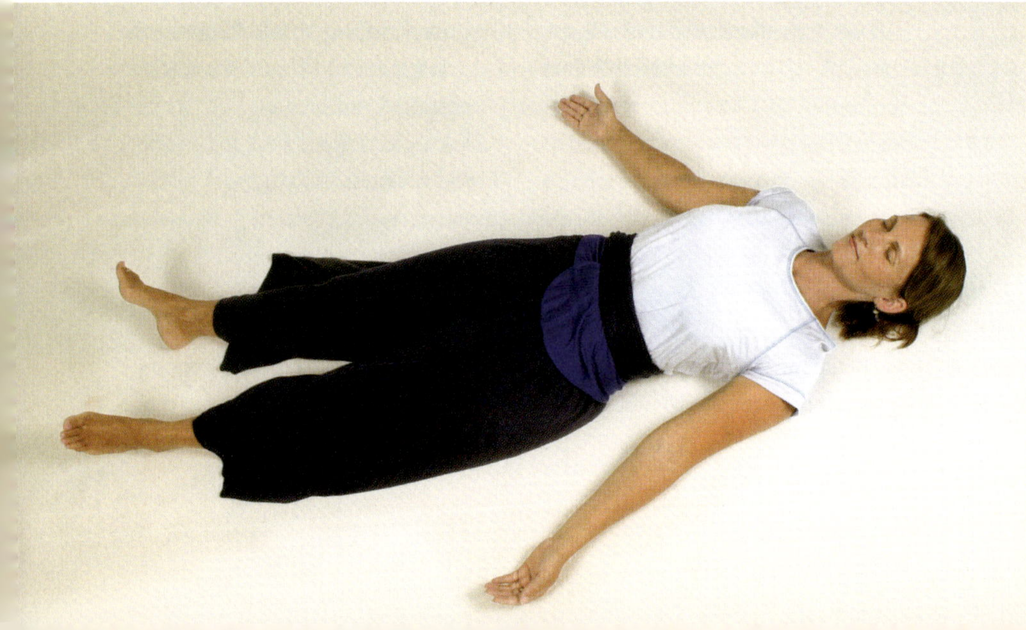

- Drücken Sie jetzt das rechte Schulterblatt in den Boden und entspannen Sie es, dann den ganzen rechten Arm und die rechte Hand.
- Machen Sie das Gleiche mit der linken Seite.
- Dehnen Sie den Nacken in Richtung Boden, und entspannen Sie ihn wieder.
- Spannen Sie die gesamte Gesichtsmuskulatur an und lassen Sie sie wieder los.
- Reißen Sie die Augen und den Mund auf und strecken Sie die Zunge heraus.
- Zum Schluss spannen Sie den ganzen Körper an und entspannen ihn wieder.
- Bleiben Sie danach noch einen Moment in einem ruhigen Zustand, spüren Sie Ihren Atem und Ihren Körper, wie er auf der Unterlage liegt. Atmen Sie kräftig ein und aus, öffnen Sie langsam Ihre Augen und seien Sie wieder ganz wach.

Endentspannung

- Legen Sie sich wieder auf den Rücken. Die Beine sind leicht geöffnet.
- Die Arme liegen neben dem Körper, die Handflächen zeigen nach oben. Schließen Sie Ihre Augen und fühlen Sie die Unterlage, auf der Sie liegen. Rücken Sie sich so zurecht, dass Sie angenehm liegen.
- Atmen Sie tief ein und aus und spüren Sie Ihren Körper, wie er hier liegt.
- Gehen Sie nun mit Ihrer Aufmerksamkeit zu Ihren Zehen. Krallen Sie Ihre Zehen ein und lassen Sie wieder locker.
- Ziehen Sie Ihre Füße in Richtung Körper und entspannen Sie sie wieder.
- Heben Sie das rechte Bein etwas vom Boden ab und legen Sie es wieder ab.
- Drücken Sie das Bein gegen den Boden und entspannen Sie es wieder.
- Wiederholen Sie diesen Vorgang mit Ihrem linken Bein.
- Heben Sie Ihr Becken etwas vom Boden ab und legen Sie es dann wieder ab.
- Schieben Sie den Brustkorb nach oben und bringen Sie die Schulterblätter so weit wie möglich zusammen.
- Drücken Sie Ihren unteren Rücken fest auf die Unterlage und entspannen Sie ihn wieder.
- Machen Sie mit der rechten Hand eine Faust und entspannen Sie sie wieder. Spreizen und strecken Sie Ihre Finger der rechten Hand.
- Heben Sie den rechten Arm etwas vom Boden ab und wieder ablegen. Drücken Sie ihn gegen

den Boden und entspannen ihn dann wieder.

- Spannen Sie Ihren ganzen rechten Arm von der Schulter bis zu den Fingerspitzen an und lassen dann wieder los.
- Wiederholen Sie diesen Vorgang mit dem linken Arm.
- Heben Sie Ihren Kopf ein wenig an und legen Sie ihn wieder ab. Drücken Sie ihn gegen die Unterlage und lassen ihn wieder locker.
- Runzeln Sie Ihre Stirn und kneifen Sie Ihre Augen zusammen. Die Lippen zusammenpressen, das ganze Gesicht anspannen und wieder locker lassen.
- Strecken Sie die Zunge heraus und reißen Sie die Augen auf.
- Mit dem nächsten Einatmen spannen Sie Ihren ganzen Körper vom Kopf bis zu den Zehenspitzen an, halten für einen Moment Ihren Atem an und spüren die Anspannung im ganzen Körper.
- Mit dem Ausatmen lassen Sie die gesamte Spannung wieder los.
- Bleiben Sie jetzt in dieser entspannten Stellung so lange liegen, wie es Ihnen gut tut. Konzentrieren Sie sich dabei auf Ihre Atmung.
- Spüren Sie, wie Ihr Atem durch die Nase in Ihren Körper einströmt und mit dem Ausatmen Ihren Körper wieder verlässt.
- Atmen Sie dann kräftig ein und aus, bewegen Sie die Zehen und Finger, öffnen Sie langsam wieder Ihre Augen – und Sie sind wieder ganz wach.

Zwischenentspannungen

Vor, während und nach der Ausführung der Asanas sollten Sie nachfolgende Entspannungshaltungen einnehmen, um eine tiefe Entspannung auf der körperlichen, geistigen und seelischen Ebene zu erreichen. Sie können vor und nach den Körperübungen eine der schon beschriebenen Entspannungen auswählen, doch ebenso eignen sich die folgenden Übungen. Als Zwischenentspannung sind sie äußerst empfehlenswert, und bei richtiger Ausführung werden Sie ihre Wirkungsweise schon bald selbst erfahren können. Vor und nach den Körperübungen können Sie so lange, wie Sie möchten, in dieser Haltung bleiben. Je länger, desto besser. Während der Asanas-Übungsgruppen sollten es ein bis zwei Minuten sein.

Die Totenstellung

Im ersten Moment erscheint diese «Totenhaltung» sehr einfach, doch bei dieser Entspannung ist es wichtig, wirklich jeden Muskel in Ihrem Körper zu entspannen. Da jede

Bewegung Muskelkontraktionen auslöst, sollten Sie versuchen, während dieser Entspannung den Körper nicht zu bewegen. Sie können diese Entspannungshaltung jederzeit ausführen, besonders geeignet sind sie während eines anstrengenden Arbeitstages, immer wenn Ihr Körper müde ist, bei mentalen und seelischen Anspannungen und vor dem Einschlafen. Sie kann auch mit anderen Entspannungsübungen kombiniert werden.

- ➔ Legen Sie sich auf den Rücken. Ihre Beine liegen leicht gegrätscht.
- ➔ Die Füße fallen entspannt nach außen. Ihre Arme liegen etwas abseits vom Körper. Die Handflächen zeigen nach oben. Ihr Kopf liegt gerade in der Verlängerung der Wirbelsäule.
- ➔ Falls nötig, legen Sie sich ein kleines, nicht zu dickes Kissen unter den Kopf. Schließen Sie sanft die Augen. Entspannen Sie sich und werden Sie ganz ruhig und still.
- ➔ Konzentrieren Sie sich zuerst auf Ihre Atmung, finden Sie Ihren natürlichen Atemrhythmus. Atmen Sie tief ein und aus.
- ➔ Richten Sie nun Ihre Aufmerksamkeit auf Ihre Füße bzw. die Fersen und lassen Sie alle Anspannung ganz bewusst los.
- ➔ Bleiben Sie so lange in dieser Aufmerksamkeit, bis Sie wirklich spüren, dass der entsprechende Körperteil nun ganz entspannt ist.
- ➔ Ihre Aufmerksamkeit steigt nach oben zu Ihren Fußgelenken, Ihren Unterschenkeln bis zu den Knien. Entspannen Sie diese Körperteile ganz bewusst. Sie gehen weiter nach oben zu den Oberschenkeln, den Hüften und dem Gesäß. Bleiben Sie so lange bei diesen Körperteilen, bis auch sie ganz entspannt sind.
- ➔ Ihre Aufmerksamkeit steigt weiter nach oben zu Ihrem Bauch, zur Brust, dem Rücken; Ihr gesamter Rumpf entspannt sich. Ihre Hände, die Unterarme, die Oberarme und die Schultern sind ganz entspannt.
- ➔ Ihre Wahrnehmung steigt weiter auf zu Ihrem Hals, dem Kinn, dem Mund, der Nase, der Kaumuskulatur, den Ohren, den Augen, der Stirn. Entspannen Sie den gesamten Kopf.
- ➔ Nun richten Sie Ihre Aufmerksamkeit noch einmal auf Ihren ganzen Körper. Spüren Sie nach, ob Ihr Körper vollkommen gelöst und entspannt ist.
- ➔ Öffnen Sie dann Ihre Augen und setzen Sie sich langsam auf.

Delfinhaltung

- Legen Sie sich auf den Bauch. Verschränken Sie Ihre Arme, indem Sie mit der rechten Hand zum linken Oberarm greifen und mit der linken Hand zum rechten Oberarm. Schieben Sie Ihre Ellenbogen so weit wie möglich nach vorne.
- Legen Sie Ihren Kopf auf die Arme. Er sollte ganz entspannt liegen, sie können Ihn auch seitlich auf die Arme legen.
- Ihre Beine sind leicht gegrätscht, die Fersen zeigen nach unten und die Zehenspitzen nach außen.
- Die Entspannung wird wie bei der Totenstellung ausgeführt.

Tigerentspannung

Die Tigerentspannung eignet sich besonders bei Verdauungsschwierigkeiten und Übergewicht.

- Legen Sie sich auf den Bauch. Strecken Sie Ihre Arme nach vorne aus. Verlagern Sie Ihr Gewicht etwas auf die linke Seite. Beugen Sie jetzt Ihren linken Arm und legen Sie Ihre linke Wange darauf. Der Ellenbogen zeigt nach oben.
- Beugen Sie nun den rechten Arm, legen Sie die Hand auf den linken Handrücken, sodass der rechte Ellenbogen nach unten zeigt.
- Jetzt ziehen Sie Ihr rechtes Knie in Richtung rechten Ellenbogen.
- Sollte Ihnen diese Haltung unangenehm sein, können Sie ein Kissen unter Ihren Kopf und das angewinkelte Knie legen.
- Fahren Sie mit der Entspannung wie bei der Totenstellung beschrieben fort.
- Wechseln Sie dann die Seite und wiederholen Sie die Übung.

Übungshinweis

Bei allen Übungen in der Bauchlage können Sie gegebenenfalls ein Kissen unter die Brust legen. Suchen Sie sich die Stellungen aus, die Ihnen am angenehmsten ist.

Lustvoll statt frustvoll durch den Alltag gehen

Nimm dir jeden Tag eine halbe Stunde Zeit zum Gebet.
Außer, wenn du viel zu tun hast –
dann nimm dir eine Stunde.
Franz von Sales

Bei vielen Menschen ist oft Anspannung, Müdigkeit, Unwohlsein, Langeweile, Furcht oder Wut Anlass für Essen ohne Hungergefühle. Man bezeichnet es auch als «Frustessen». Wie Sie dieses Frustessen vermeiden können, zeigen Ihnen die folgenden Entspannungsübungen. Sie werden Sie darin unterstützen, statt frustvoll wieder lustvoll durch den Tag zu gehen.

Kurze Entspannung im Büro

→ Setzen Sie sich auf den Rand eines Stuhles. Ihr Rücken ist gerade, die Füße stehen fest auf

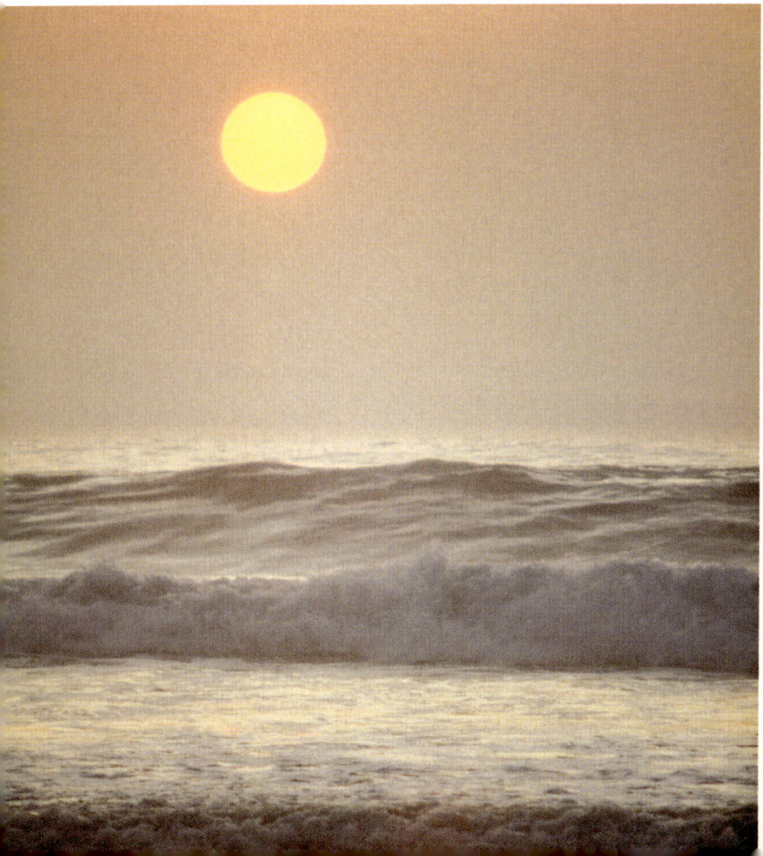

dem Boden, Ihre Beine sind weit gegrätscht. Ihre Arme hängen locker seitlich am Körper.

- Beginnen Sie nun langsam, Ihren Kopf nach vorne sinken zu lassen, und rollen Sie Wirbel für Wirbel Ihren Oberkörper nach vorne und unten.
- Beugen Sie Ihren Oberkörper so lange, bis Ihr Kopf zwischen Ihren Knien hängt.
- Schließen Sie Ihre Augen und atmen Sie tief ein und aus. Spüren Sie während des Atmens in Ihren Körper hinein und stellen Sie fest, in welchem emotionalen Zustand Sie sich gerade befinden. Nehmen Sie dann mit jedem Einatmen frische Energie auf; mit dem Ausatmen lassen Sie Ihre momentane Emotion los.
- Bleiben Sie so lange in dieser Übung, wie es Ihnen gut tut. Richten Sie sich dann langsam Wirbel für Wirbel wieder auf.

Variante

- Stellen Sie sich vor ein geöffnetes Fenster und konzentrieren Sie sich auf Ihre Füße. Machen Sie sich bewusst, dass Ihre Füße Sie tragen.
- Atmen Sie dann ganz bewusst tief ein und aus.
- Schließen Sie die Augen und stellen Sie sich vor, dass Sie an Ihrem Lieblingsstrand am Meer stehen. Sie hören das Rauschen der Wellen, die ruhig und gleichmäßig hin und her fließen. Dabei entspannt das frische Wasser Ihre Füße. Passen Sie Ihren Atem der Wellenbewegung an.
- Sprechen Sie im Stillen folgende Affirmationen:
- Ich bin ruhig und ausgeglichen.
- Frische Energie durchströmt meinen ganzen Körper.
- Ich meistere diese Situation kraftvoll und mit Elan.

Kurze Entspannung im Stau/unterwegs

Wenn Sie unter Zeitdruck stehen, weil Sie einen Termin haben und im Stau stecken, reagiert der Körper meist mit einer sehr großen Anspannung. Vielleicht verspüren Sie jetzt den Impuls, Ihren Stress mit Essen zu kompensieren!

- Versuchen Sie ganz ruhig zu bleiben, indem Sie sich auf Ihre Atmung konzentrieren. Atmen Sie tief, bis in den Bauch hinab, ein, und langsam wieder aus.
- Sprechen Sie folgende Affirmation: Ich bin zur richtigen Zeit am richtigen Ort.
- Wiederholen Sie diese Affirmation so lange, bis Sie das Gefühl bekommen, dass Sie wieder ruhig und im Gleichgewicht sind.

Wenn Sie nach einem gestressten

Arbeitstag in der U- oder S-Bahn sitzen und vielleicht keinen Sitzplatz bekommen haben oder auch viel Unruhe und Stress von anderen Menschen mit aufnehmen, eignet sich die folgende Übung:

- Schließen Sie Ihre Augen und konzentrieren Sie sich zuerst auf Ihre Füße. Machen Sie sich bewusst, dass das ganze Gewicht Ihres Körpers gleichmäßig auf die folgenden Punkte Ihrer Füße verteilt ist: Großzehballen, Kleinzehballen, äußerer Fersenballen.
- Achten Sie dann wieder auf Ihre Atmung. Atmen Sie tief ein und aus.
- Stellen Sie sich vor, dass Sie unter einem wunderschönen Wasserfall stehen, der Sie von allem Stress und aller Unruhe reinigt.
- Bleiben Sie so lange unter diesem imaginären Wasserfall stehen, bis Ihre Haltestelle aufgerufen wird.
- Sie können auch innerlich folgende Affirmation wiederholen: Ich erkenne, dass die Welt mir alles gibt, was ich benötige.

Kurze Entspannung vor dem Kühlschrank

- Kleben Sie ein aktuelles Foto von sich an Ihren Kühlschrank.
- Bevor Sie den Kühlschrank öffnen, konzentrieren Sie sich wieder auf Ihre Atmung. Schließen Sie Ihre Augen und machen Sie fünf bis sieben Atemzüge; atmen Sie dabei langsam und tief.
- Und nun stellen Sie sich folgende Fragen: Bin ich hungrig und wird Essen meinen Hunger stillen? Was brauche ich wirklich in diesem Augenblick?
- Öffnen Sie nun Ihre Augen und betrachten Sie sich selbst auf dem Foto. Legen Sie den Daumen jeder Hand unterhalb Ihres kleinen Fingers. Umschließen Sie Ihre Daumen mit den Fingern, sodass ihre Hand zu einer Faust geballt ist. Sprechen Sie nun zu sich selbst: Ich bin gesund. Ich bin schön. Ich bin toll.
- Fragen Sie sich dann, ob dieses Essen Sie Ihrem Ziel abzunehmen näher bringt oder Sie weiter davon entfernt.

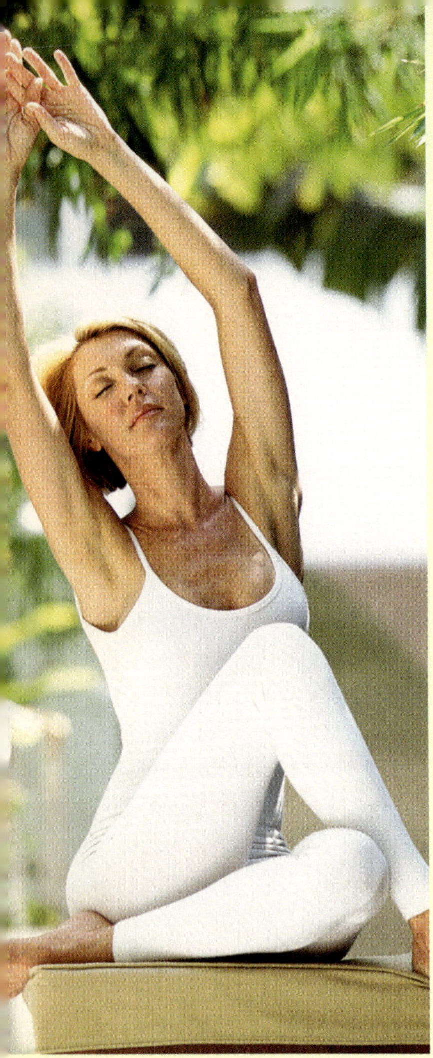

Lustvoll üben

Der Junge, der Alte, der Uralte, selbst der Kranke und Gebrechliche kann durch ständige Übung vollkommenen Yoga erreichen. Der Erfolg wird nur dem zuteil, der seine Übungen ausführt. Nicht durch bloßes Lesen heiliger Texte erwirbt man Erfolg, nicht durch das Tragen des Gewandes eines Yogi oder eines Mönches, ebenso wenig durch das Reden über Yoga. Unermüdliche Übung ist das Geheimnis des Erfolges. Es gibt hierüber wahrhaft keinen Zweifel.

Hatha-Yoga – Pradipika, Vers 64–66

Asanas und ihre Heilwirkungen

Die dritte Stufe des Achtstufigen Yogaweges bezeichnet Patanjali als Asanas. Im Hatha-Yoga lautet die Übersetzung von Asanas «Hinsetzung» oder «fester stabiler Sitz» (vgl. auch S. 19). Auf allen alten Yogaabbildungen kann man erkennen, dass damit ein Meditationssitz, der so genannte Lotossitz, gemeint ist, bei dem die Beine gekreuzt sind und die Fußsohlen nach oben schauen. Wie man unschwer sehen kann, braucht es dafür einen gesunden, gelenkigen und sehr beweglichen Körper, um über einen langen Zeitraum still und entspannt sitzen zu können. Somit sind Asanas auch vorbereitende Körperübungen für die Meditation, die dem Körper Beweglichkeit verleihen sollen.

Bei Asanas handelt es sich um besondere Körperpositionen, die über einen gewissen Zeitraum in völliger Konzentration gehalten werden. In der Hatha-Yoga-Pradipika, die im 16. Jahrhundert in Indien entstanden ist, sind 84 Übungsgruppen zusammengefasst. Jede der Übungen hat dabei eine spezifische Heilwirkung. Einige Asanas lockern die Gelenke, andere Asanas dehnen, strecken und kräftigen die Muskeln. Wieder andere massieren die inneren Organe. Die meisten Übungen wirken sich positiv auf sämtliche Organsysteme aus, wie zum Beispiel das Atemsystem, das Kreislaufsystem, das Verdauungssystem, das Nervensystem sowie das Hormondrüsensystem. Auch die Harnwege sowie die Haut als unser größtes Körperorgan werden durch die Asanas stark beeinflusst.

Die Asanas dienen Ihnen somit nicht nur als eine optimale Vorbereitung zur Konzentration und Meditation, sondern unterstützen Sie darin, Gesundheit und Vitalität zu erlangen. Mittlerweile hat auch die westliche Schulmedizin die ganzheitliche Heilwirkung der Yogaübungen anerkannt, und somit ist es kein Wunder, dass viele von ihnen heute die Basis von westlichen Bewegungstherapien und Gymnastikübungen bilden.

In einem gesunden Körper wohnt ein gesunder Geist

Asanas machen stark, befreien von Krankheiten und machen die Glieder geschmeidig.
Hatha-Yoga-Pradipika

Im Westen wird Yoga heutzutage leider häufig so vermittelt, als handle es sich dabei um reine Gymnastikübungen, die dazu dienen, dem Körper zu mehr Elastizität zu verhelfen. Doch wie Sie im Kapitel 1 an dem Achtstufigen Pfad des Patanjali sehen konnten, ist Yoga weitaus mehr.

Der Ausspruch «In einem gesunden Körper wohnt ein gesunder Geist» lässt erahnen, dass in einem gelenkigen und beweglichen Körper auch ein gelenkiger und beweglicher Geist wohnt. In dem Wort gelenkig steckt das Wort «lenken» und in Beweglichkeit «bewegen». Deshalb kann ein Mensch, der sich bewusst bewegt und dafür sorgt, dass sein Körper gelenkig und beweglich ist, seinen eigenen Lebensweg auch bewusst gehen und mehr Einfluss auf Ereignisse und Entwicklungen im eigenen Leben nehmen.

Wenn Sie mit der Yogapraxis beginnen, dann können Sie sich einmal die Frage stellen: «Habe ich die Dinge unter Kontrolle oder haben die Dinge Kontrolle über mich?»

Yoga entwickelt unter anderem die Willenskraft und gerade bei Gewichtsproblemen kämpft man ständig gegen den «inneren Schweinehund». Hier benötigt der Mensch einen ganz besonders starken Willen, um all den Versuchungen zu widerstehen.

Die Asanas stellen eine wunderbare Möglichkeit dar, zunächst auf der körperlichen Ebene an sich zu arbeiten. Denn an unserem Körper können wir die positiven Veränderungen des Yoga als Erstes feststellen. Menschen fangen an, sich zu verändern, wenn sie ihren Körper wieder spüren und wahrnehmen können; wenn sie feststellen, dass sich ihr Selbstwertgefühl, ihr Selbstbewusstsein und ihre Willenskraft stärkt und entwickelt.

Theorie und Praxis der Körperübungen

Yoga ist das Zur-Ruhe-Bringen der seelisch-geistigen Bewegungen der Denksubstanz. Dann ruht der Sehende in seinem wahren Wesenskern.
Sutra I, 2–3

Im folgenden Kapitel werden Basis-Asanas beschrieben, die Sie ohne Anleitung einer Yoga-Lehrerin oder eines Yoga-Lehrers durchführen können. Betrachtet man diese Asanas aus einem sportlichen oder wettkampforientierten Blickwinkel, erscheinen sie vielleicht als einfach, ja sogar simpel. Doch wenn Sie sich ganz genau an die Anleitung halten, werden Sie bemerken, dass sie dennoch spürbar Wirkung hinterlassen. Die hier aufgeführten Asanas sind speziell auf Gewichtsprobleme ausgerichtet: Sie wirken verdauungsfördernd, beleben den Stoffwechsel und regen die Schilddrüsenfunktion an. Wenn Sie neben der Durchführung der Asanas auch noch die im Kapitel *Sinnvolle Ernährung* aufgezeigten Empfehlungen beherzigen und Ihre Essgewohnheiten umstellen, werden Sie relativ schnell Veränderungen an sich bemerken: Zuerst werden sich Verstopfungen, Blähungen, Sodbrennen sowie körperliche Schmerzen wie zum Beispiel Rückenschmerzen auflösen. Da unser körperliches Wohlbefinden sich auch immer auf unsere Emotionen auswirkt, werden Sie sich ruhiger, freier, beweglicher und wohler fühlen. Eine Gewichtsabnahme stellt sich ganz von selbst ein.

Täglich lustvoll üben

Der Körper ist die Disziplin, die Struktur, das Gesetz; der Geist ist innere Hingabe, Spontaneität, Freiheit. Ein Körper ohne Geist ist ein Leichnam und ein Geist ohne Körper ist ein Gespenst.
Rabbi Abraham Joshua Heschel

Versuchen Sie, die Übungen als tägliches Ritual in Ihren Alltag einzubeziehen. Dadurch werden Sie zum einen schon bald in den Genuss der heilenden Wirkung des Yoga kommen und zum anderen gleichzeitig Ihre eigene Willenskraft stärken. Sie müssen nicht täglich ein ein- bis zweistündiges Yogaprogramm absolvieren. Beginnen Sie mit ein oder zwei Übungen, die Ihnen besonders gut gefallen und die Sie täglich mit Ihrer ganzen Aufmerksamkeit und Konzentration ausüben. Wenn Sie danach noch Lust haben, können Sie immer noch eine dritte Übung hinzufügen. Mit der Zeit werden Sie die wohltuende Auswirkung der Übungen spüren und wahrscheinlich ganz von selbst das Bedürfnis haben, sich mehr Zeit für die Übungen zu nehmen. Nach der anfänglichen Überwindung, die Übungen zu machen, nimmt mit der Zeit die Freude und der Spaß an den Übungen zu. Genießen Sie die Bewegung und freuen Sie sich daran, etwas für sich und Ihren Körper tun zu können. Versuchen Sie aber auch, Ihren Geist davon frei werden zu lassen, dass Sie abnehmen «müssen». Je freier und gelassener Sie mit den Übungen umgehen, desto besser wird es Ihnen gelingen. Loslassen heißt auch hier die Devise.

Allgemeine Hinweise für Yogaübende

- → Tragen Sie bequeme Kleidung und legen Sie allen Schmuck ab. Verzichten Sie während der Übungen – wenn möglich – auf Ihre Brille.
- → Üben Sie in einem stillen und ruhigen Raum, der gut gelüftet ist.
- → Benutzen Sie eine Yogamatte oder eine gefaltete Decke als Unterlage.
- → Asanas können zu jeder Tageszeit ausgeführt werden. Am besten jedoch morgens vor dem Frühstück, wenn der Magen leer ist. Wenn Sie die Asanas während des Tages oder abends ausführen, sollten Sie frühestens zwei bis drei Stunden nach einer Mahlzeit oder vor dem Abendessen üben.
- → Atmen Sie – wenn möglich – immer durch die Nase, außer die Anweisung empfiehlt es anders.
- → Das Wichtigste bei der Ausführung der Asanas ist die Achtsamkeit: Bleiben Sie mit Ihrer ganzen Aufmerksamkeit bei dem, was Sie tun.
- → Verharren Sie am Anfang nicht zu lange in einer Haltung, sonst überanstrengen Sie sich.
- → Halten Sie nach jeder Übung kurz inne und spüren Sie der Übung nach. Je länger die Übung ist, desto länger sollten Sie nachspüren.
- → Runden Sie jede Übungsgruppe mit einer der Entspannungsübungen ab, die im Kapitel 4 aufgeführt sind.

Die Übungsgruppen werden in stehend, kniend, sitzend und liegend unterteilt. Alle Übungsgruppen werden miteinander kombiniert, und auf eine vorwärts beugende folgt immer eine rückwärts

beugende Übung. Eine Anleitung, wie Sie sich ein Yogaprogramm selbst zusammenstellen können, finden sie auf Seite 138 ff.
EINSCHRÄNKUNGEN: Wenn Sie unter einer chronischen Krankheit leiden, hohem Blutdruck, Herzproblemen, einem Bandscheibenvorfall, Knochenbrüchen oder wenn Sie frisch operiert sind, fragen Sie ihren Arzt oder Heilpraktiker oder konsultieren Sie einen Yoga-Lehrer, bevor Sie mit den Übungen beginnen.
Am Ende der Übungen finden Sie eine Affirmation, die die Wirkung der Übung noch einmal auf mentaler Ebene unterstützt. Sollte Ihnen eine Affirmation besonders gut gefallen, können Sie sich diese auch auf einen Zettel schreiben und zum Beispiel an Ihren PC-Bildschirm, Ihren Kühlschrank oder an Ihren Spiegel im Badezimmer hängen.

Leben ist Bewegung

Darum sei stark, und begib dich in deinen eigenen Körper, dort haben deine Füße einen sicheren Platz. Denke sorgfältig darüber nach.
Gehe nicht einfach irgendwohin!
Lass alle Gedanken an imaginäre Dinge los und stehe fest in dem, was du bist.
Kabir

Aufwärmübungen

Bei allen stehenden Übungen stehen die Füße immer parallel nebeneinander, die Zehenspitzen zeigen nach vorne, Sie stehen auf der ganzen Fußsohle. Konzentrieren Sie sich dabei auf den Großzehenballen, den Kleinzehenballen und die Ferse und verlagern Sie Ihr Gewicht auf diese drei Punkte.

Vorbereitende Übungen für die Füße

→ Sie stehen gerade. Heben Sie die Zehen und pressen Sie gleichzeitig die Fußballen zum Boden, zählen Sie bis fünf und entspannen sie Ihre Zehen wieder.
→ Gehen Sie auf den Zehenspitzen vorwärts und rückwärts, ebenso auf den Innen- und Außenkanten und auf den Fersen.
→ Beenden Sie diese Übung, schließen Sie die Augen und spüren Sie in Ihre Füße hinein.

Vorbereitende Übungen für das Becken

- Sie stehen mit weit gegrätschten Beinen, Ihre Knie sind gebeugt.
- Legen Sie die rechte Hand auf Ihren unteren Bauch (Schambein), die linke Hand liegt auf Ihrem unteren Rücken. Der Oberkörper ist aufgerichtet.
- Jetzt kippen Sie Ihr Becken nach vorne, das Schambein zieht Richtung Bauchnabel. Kippen Sie dann das Becken nach hinten.
- Drei bis fünf Mal insgesamt. Spüren Sie die Beweglichkeit Ihres Beckens in Ihren Händen. Zur Mitte zurückkommen und nachspüren.

Vorbereitende Übungen für die Hals-, Nacken- und Schultermuskulatur

- Diese Lockerungsübung können Sie stehend oder sitzend durchführen. Achten Sie darauf, dass Ihr Rücken gerade ist; die Schultern etwas nach hinten ziehen, damit sich das Brustbein hebt. Die Schultern sind entspannt. Die Wirbelsäule ist aufgerichtet, und der Kopf thront auf der Wirbelsäule.
- Drehen Sie den Kopf mit offenen Augen abwechselnd nach rechts und links, schauen Sie dabei so weit wie möglich über die Schulter nach hinten. Drei- bis fünfmal nach jeder Seite ausführen. Zur Mitte zurückkommen.
- Senken Sie Ihr Kinn in Richtung Brustbein, die Schultern bleiben entspannt und tief. Drehen Sie das gesenkte Kinn abwechselnd in Richtung rechte und linke Schulter. Drei- bis fünfmal nach jeder Seite ausführen.
- Zur Mitte zurückkommen, Kopf wieder aufrichten.
- Ziehen Sie beide Schultern nach oben, halten Sie die Spannung zwei Atemzüge lang und lassen Sie die Schultern wieder sinken.
- Zwei- bis dreimal wiederholen. Kreisen Sie mit den Schultern langsam ein paar Mal rückwärts und vorwärts.
- Beenden Sie diese Übung, indem Sie die Augen schließen und ihr nachspüren. Achten Sie darauf, dass Ihr Kopf aufgerichtet ist und Ihre Schultern ganz entspannt nach unten hängen.

Wirkungsweise

- Baut Verspannungen im Nacken ab.
- Wirkt Migräne entgegen und entspannt ein steifes Genick.
- Gut bei Denkblockaden und Konzentrationsstörungen.

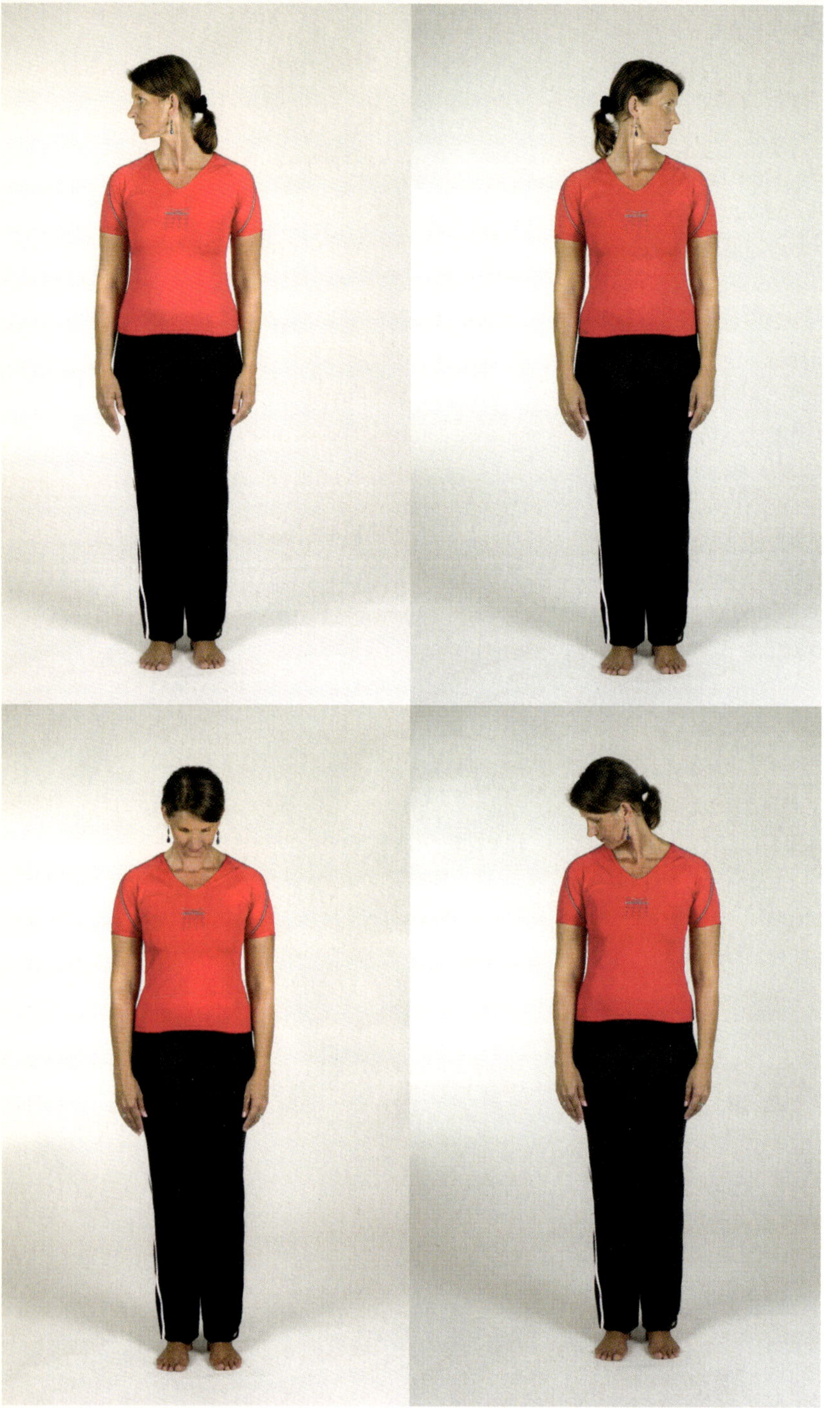

Heben der Hände

- Sie stehen aufrecht, Beine schulterbreit auseinander, die Knie sind leicht gebeugt, der Oberkörper aufgerichtet, die Arme hängen locker neben dem Körper. Jetzt überkreuzen Sie Ihre Hände vor dem Unterleib, die Handflächen zeigen nach innen.
- Mit dem nächsten Einatmen heben Sie Ihre Arme seitlich an und bringen Sie sie nach oben über Ihren Kopf.
- Ihre Augen schauen jetzt nach oben in Richtung Finger, Ihr Kopf geht dabei ein wenig nach hinten. Ihre Hände bleiben überkreuzt.
- Mit dem nächsten Ausatmen bringen Sie Ihre Arme wieder zurück zu Ihrem Unterleib.
- Achten Sie während der Übung auf eine tiefe und gleichmäßige Atmung. Wenn Sie können, stimmen Sie Atem und Bewegung aufeinander ab.
- Insgesamt fünfmal wiederholen.

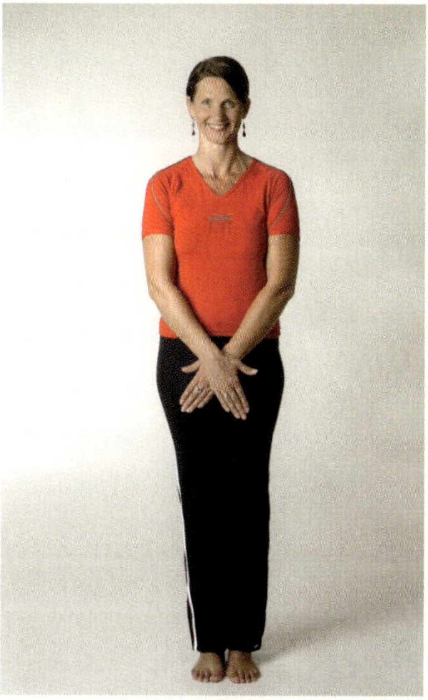

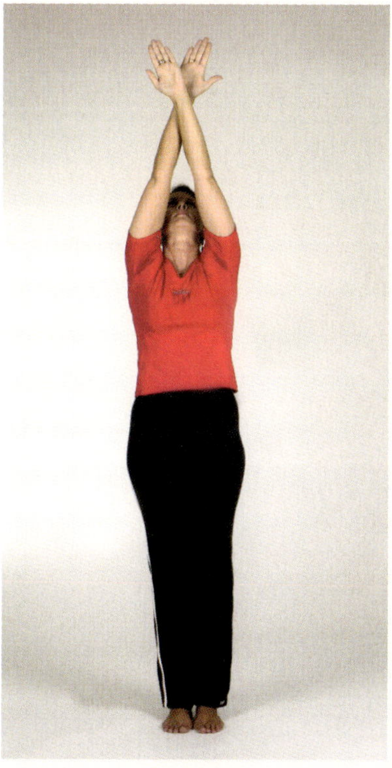

Wirkungsweise

- Baut Verspannungen im Schulterbereich ab.
- Verbessert die Herztätigkeit.
- Vergrößert die Atemkapazität.
- Versorgt den ganzen Körper mit Sauerstoff.
- Gut bei Nervosität, Engegefühl in der Brust, Herzklopfen.

Streck- und Dehnübungen

Hinweis: Achten Sie darauf, dass bei allen Streck- und Dehnübungen die Schultern entspannt bleiben. An der Dehnung sollte immer der ganze Körper beteiligt sein. Bevor Sie mit den Streck- und Dehnübungen beginnen, richten Sie Ihre Aufmerksamkeit auf Ihre Füße, stehen Sie fest verwurzelt und seien Sie sich Ihres Standvermögens klar, dann vergegenwärtigen Sie sich Ihren Schwerpunkt im Becken, und aus dieser Basis dehnen Sie sich nach oben. Wenn Sie sehr achtsam sind, werden Sie spüren, dass diese kleine Bewegung den ganzen Körper erfasst bis hinunter zu den Füßen. Die nachfolgenden Übungen unterstützen Sie darin, das eigene Stehen, die Stille und die Ruhe im eigenen Schwerpunkt zu erleben und mit dem ganzen Wesen zu erfassen.

Grundposition: Der Berg

- Sie stehen aufrecht, Ihre Füße stehen parallel nebeneinander.
- Spüren Sie, wie Ihre Füße auf dem Boden stehen. Die Wirbelsäule ist gerade aufgerichtet. Die Beine sind gerade. Die Arme hängen locker seitlich am Körper. Der Kopf ist gerade aufgerichtet und «thront» auf der Wirbelsäule; das Kinn ist parallel. Der Blick ist nach vorne gerichtet und Ihr Gesicht ist entspannt.

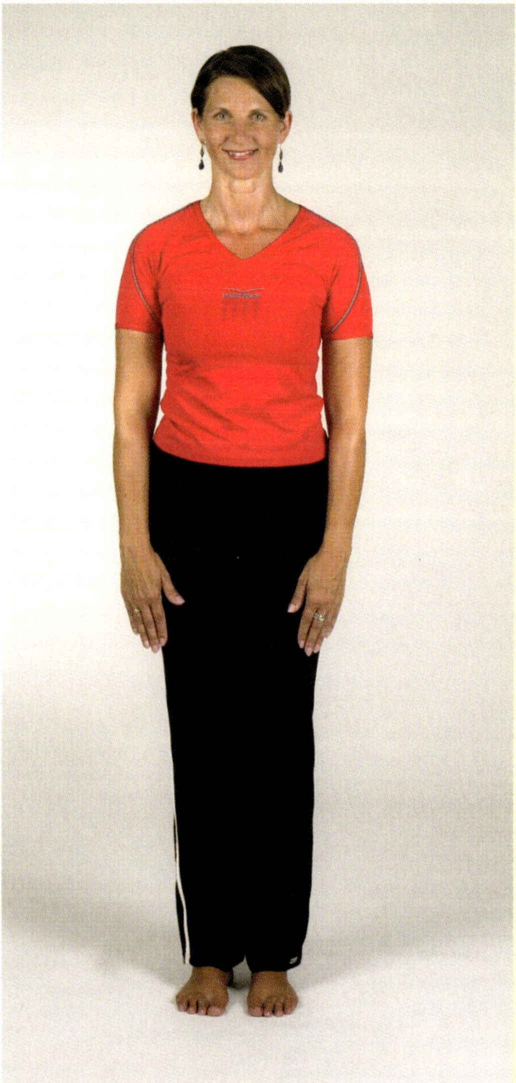

ÜBUNGSHINWEIS

Achten Sie darauf, dass Sie nicht ins Hohlkreuz gehen. Die Knie sind nicht nach hinten durchgedrückt. Die Schultern sind entspannt.

ATEM

Atmen Sie drei- bis fünfmal tief ein und aus.

AFFIRMATION

Ich stehe fest auf meinen beiden Füßen.

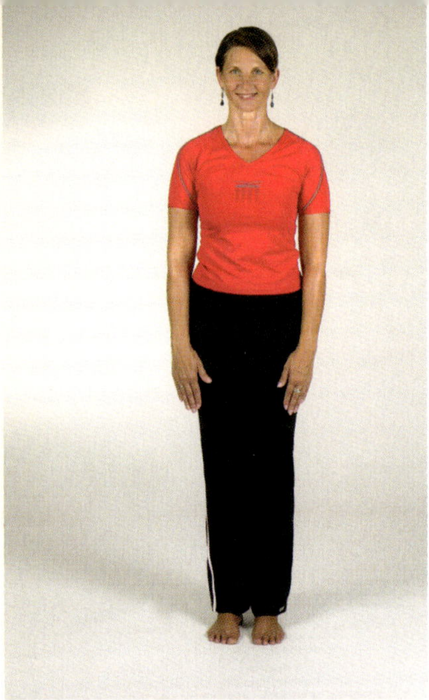

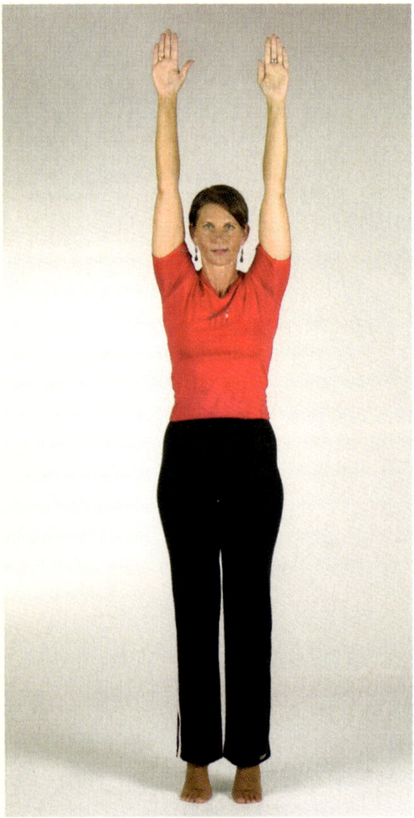

Die Palme

- Stellen Sie sich in die Grundposition.
- Die Arme sind neben dem Körper, die Handrücken zeigen nach vorne. Heben Sie jetzt langsam die Arme nach oben, die Fingerspitzen zeigen in Richtung Decke. Stellen Sie sich in den Zehenstand. Senken Sie die Augen so weit wie möglich.
- Atmen Sie tief ein und aus und spüren Sie Ihren Körper. Bleiben Sie in dieser Stellung, solange Sie können.
- Langsam die Arme wieder senken. Dann die Fersen zum Boden bringen.
- Schließen Sie die Augen und spüren Sie kurz nach.

ÜBUNGSHINWEIS

Achten Sie darauf, dass Sie die Schultern entspannt lassen. Bei dieser Übung ist der Körper bis in die Fingerspitzen hinein gestreckt. Da es sich auch um eine Gleichgewichtsübung handelt, ist es wichtig, so ruhig wie möglich zu stehen.

ATEM

Atmen Sie ein, während Sie die Arme nach oben heben. Atmen Sie aus beim Senken der Arme. Während der Übung gleichmäßig ein- und ausatmen.

AFFIRMATION

Ich spüre, wie der Atem meinen Körper belebt.

Wirkungsweise

- → Kräftigt die Fuß- und Beinmuskulatur, dehnt die Arm- und Rumpfmuskulatur, regt die Atmung an und verbessert die Herztätigkeit.
- → Gut bei chronischer Müdigkeit, Unzufriedenheit und Unausgeglichenheit.

**** Bei starkem Übergewicht stellen Sie sich an eine Wand und bleiben zuerst auf den ganzen Fußsohlen stehen. Wenn Sie mehr Übung haben, fangen Sie an, die Fersen nur ein wenig vom Boden zu heben, später können Sie dann auch ganz in den Zehenstand gehen. Die Wand im Rücken gibt Ihnen Sicherheit.

Brustkorbdehnung seitlich

- Stellen Sie sich in die Grundposition.
- Legen Sie die linke Hand an die rechten unteren Rippen. Den rechten Arm anheben und nach oben dehnen, die Handfläche schaut nach innen, die Fingerspitzen sind ganz gestreckt.
- Dehnen Sie jetzt den rechten Arm weit nach oben. Spüren Sie, wie sich der Brustkorb unter Ihrer Hand hebt.
- Gehen Sie jetzt langsam aus der Mitte heraus in die Seitwärtsbeugung nach links; konzentrieren Sie sich weiterhin auf Ihren Brustkorb. Kommen Sie zur Mitte zurück, senken Sie den Arm und spüren Sie der Dehnung kurz nach. Vergleichen Sie beide Körperhälften.
- Führen Sie die Übung zur anderen Seite durch.

ÜBUNGSHINWEIS

Achten Sie darauf, dass Sie nicht mit dem Oberkörper nach hinten oder vorne ausweichen und im Becken stabil bleiben. Die Taille wird nicht gekippt, nur gedehnt.

ATEM

Beim Dehnen des Armes nach oben drei bis fünf tiefe Atemzüge machen. Beim Dehnen nach links tief ein- und ausatmen. Zwei- bis dreimal tief ein- und ausatmen.

AFFIRMATION

Ich bewege mich geschmeidig.

Wirkungsweise

- Fördert die Funktion von Lungen, Herz und Magen; regt die Nierentätigkeit an, verbessert die Durchblutung der Milz, kräftigt die Rückenmuskulatur, dehnt die Armmuskulatur und die seitliche Brust-und Zwischenrippenmuskulatur.
- Zu empfehlen: bei Stauungsgefühlen im Körper, bei nervösen Herz- und Magenbeschwerden, bei allen Beschwerden im Lungen- und Bronchienbereich.
- Gut bei Wut, Gereiztheit, Kurzatmigkeit und Zähneknirschen

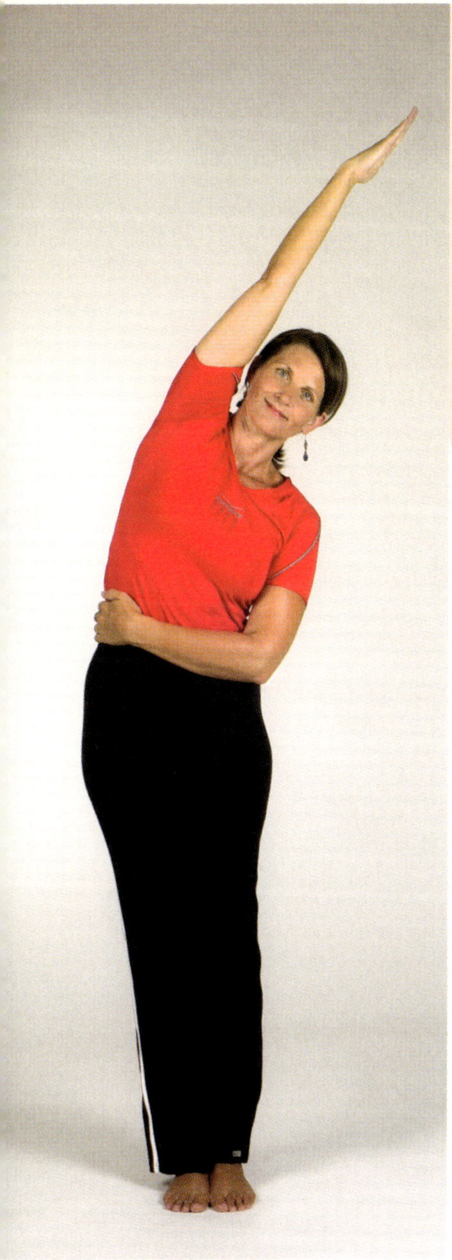

****Bei starkem Übergewicht beginnen Sie diese Übung auf einem Stuhl mit Lehne, so können Sie Ihren Rücken besser kontrollieren, damit er gerade bleibt. Ihre Fußsohlen stehen ganz auf dem Boden. Ihre Beine sind geöffnet, sodass Sie ganz bequem sitzen können. Später können Sie dann die Übung an der Wand durchführen.

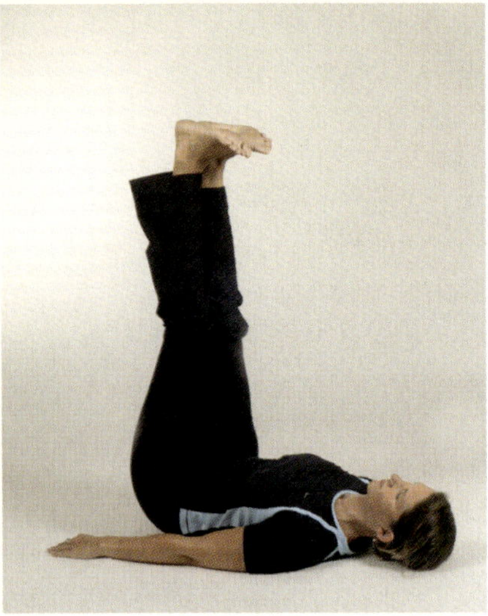

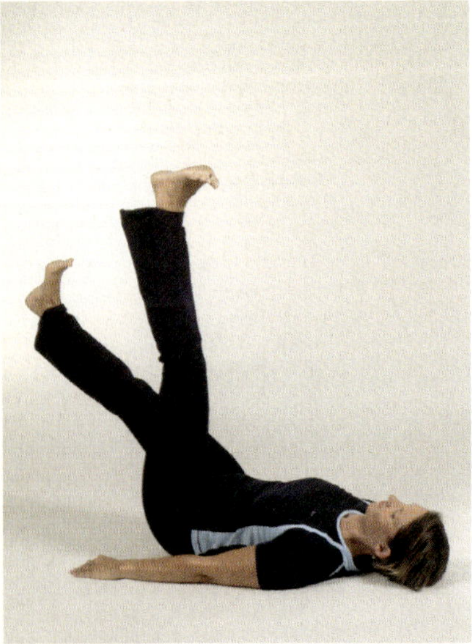

Hüftbalance

- Legen Sie sich auf den Rücken, die Beine sind ausgestreckt; die Arme liegen neben dem Körper.
- Die Knie beugen und zur Brust ranziehen. Strecken Sie die Beine nach oben und dehnen Sie die Fersen nach oben.
- Legen Sie jetzt die Hände zwischen Ihre Knie. Strecken Sie die Fersen noch mehr nach oben; die Beine jetzt öffnen und grätschen, die Fersen bleiben weiterhin gestreckt.
- Üben Sie jetzt mit Ihren Händen einen leichten Druck auf Ihre Beine aus, die Ellenbogen zeigen dabei in Richtung Boden. Die Schultern bleiben am Boden.
- Jetzt die Hände loslassen und neben dem Körper wieder ablegen.
- Kippen Sie das Becken nach vorne, um ein Hohlkreuz zu vermeiden.
- Schließen Sie die Beine wieder und legen Sie Ihre Hände unter das Becken. Legen Sie zuerst das rechte Bein gestreckt ab, dann das linke.

ÜBUNGSHINWEIS

Wenn Sie eine gute Bauch- und Rückenmuskulatur haben, können Sie am Schluss beide Beine gleichzeitig ablegen. Achten Sie darauf, dass Ihr unterer Rücken die ganze Zeit fest auf dem Boden aufliegt. Machen Sie diese Übung am Anfang, ohne auf die Atmung zu achten.

ATEM

Mit dem Einatmen die Fersen noch mehr nach oben strecken. Beim Ausatmen die Beine grätschen; während der ganzen Übung ruhig und gleichmäßig weiteratmen, mit dem Ausatmen dann das Becken kippen.

*****Bei starkem Übergewicht beginnen Sie mit dieser Übung zuerst im Sitzen. Suchen Sie sich wieder eine gerade Wand. Setzen Sie sich so nah wie möglich an die Wand. Kopf, Schulter und unterer Rücken an die Wand anlehnen. Stellen Sie sicher, dass Ihre Wirbelsäule ganz gerade ist, grätschen Sie dann die Beine so weit wie möglich. Ihr Oberkörper bleibt ganz ruhig. Die Fersen nach vorne strecken, die Zehenspitzen in Richtung Körper ziehen. Atmen Sie tief ein und aus und schließen Sie dann die Beine wieder.

Wirkungsweise:

→ Dehnt die Oberschenkelinnenseiten, streckt die gesamte rückwärtige Beinmuskulatur, kräftigt die Bauchmuskulatur, dehnt die Leisten.

→ **ACHTUNG:** Bei starken Rückenschmerzen im Lendenwirbelbereich oder nach Bandscheibenvorfällen auf gar keinen Fall die Beine gestreckt ablegen. Beugen Sie Ihre Beine und ziehen Sie sie zur Brust ran; dann nacheinander abstellen.

Venenpumpe

- → Legen Sie sich auf den Rücken; ziehen Sie beide Knie zur Brust.
- → Beide Beine nach oben strecken und abwechselnd Fersen und Zehen zur Decke strecken, insgesamt fünf- bis zehnmal oder so oft, wie es Ihnen gut tut.
- → Die Beine langsam wieder senken, den unteren Rücken dabei zum Boden drücken.

ÜBUNGSHINWEIS

Senken Sie Ihre Beine so, wie es für Sie am besten ist. Bei schwacher Muskulatur ist es empfehlenswert, die Beine immer nacheinander abzulegen. Bei Rückenschmerzen oder Bandscheibenproblemen ist es ein «Muss».

ATEM

Atmen Sie ruhig und gleichmäßig während der ganzen Übung.

Wirkungsweise

- → Kräftigt und streckt die Schienbein- und Wadenmuskulatur, verbessert die Durchblutung. Zu empfehlen bei müden Beinen, bei stehenden Berufen oder Tätigkeiten, im Sommer bei heißen Beinen.
- → Gut bei Entspannungsunfähigkeit, allgemeiner Verspanntheit, Schwitzen.

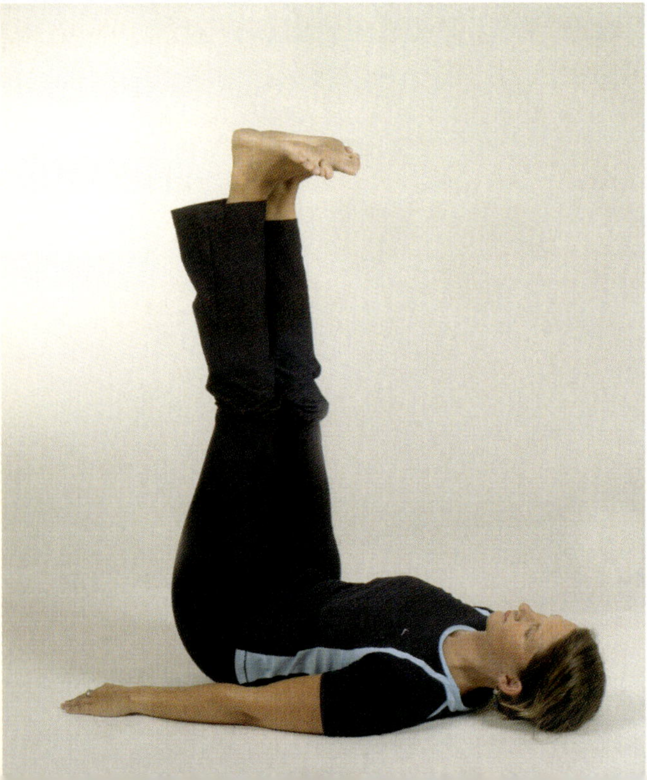

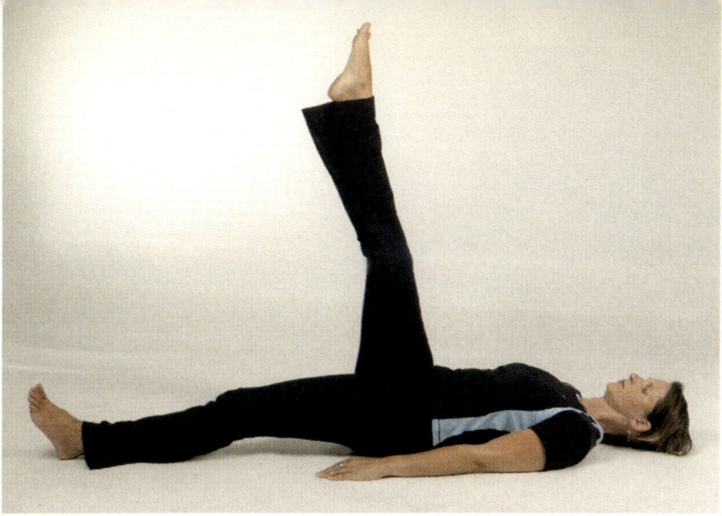

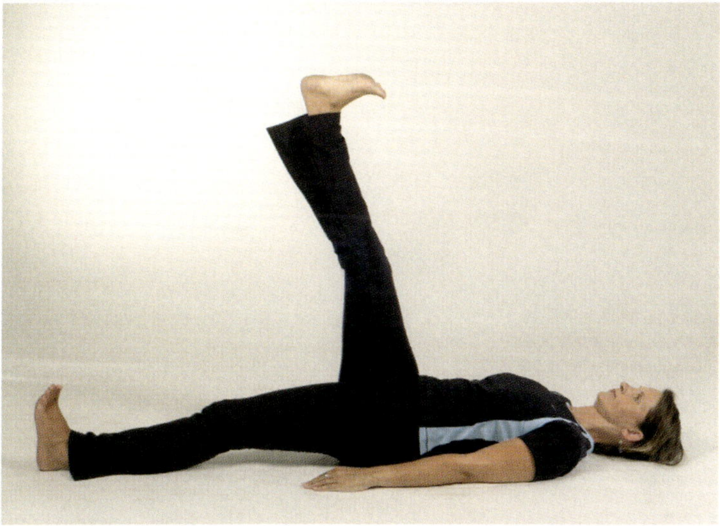

****Bei starkem Übergewicht lassen Sie immer ein Bein am Boden. Sie stellen das rechte Bein auf, beugen das linke, ziehen das Knie zur Brust ran. Jetzt strecken Sie das linke Bein nach oben und strecken abwechselnd Ferse und Zehen zur Decke. Dann das Bein auf die gleiche Weise wieder abstellen. Strecken Sie jetzt beide Beine nach vorne aus, entspannen Sie für einen Moment und wechseln dann die Beinseite. Machen Sie diese Übung, so oft Sie wollen, und achten Sie darauf, dass Sie die gleiche Anzahl auf der anderen Seite ausüben.

Übungen im Stehen

Bei den Asanas unterscheiden wir in vorwärts beugende, rückwärts beugende, Umkehr-Asanas, Gleichgewichts-Asanas und Asanas zur Drehung der Wirbelsäule. Diese werden wiederum in stehende, sitzende, kniende und liegende Übungen unterteilt.
Die folgenden Übungen beinhalten alle Gruppen in den unterschiedlichen Positionen. Alle Übungen, die hier vorgestellt werden, sind für Menschen mit körperlichen Einschränkungen gedacht. Sollten Sie dennoch Schwierigkeiten haben, halten Sie sich einfach an die Anweisungen für stark Übergewichtige. Es wird einige Zeit dauern, bis Sie die Asanas in ihrer Endstellung ganz beherrschen: Ihr Körper braucht diese Zeit, um geschmeidig, biegsam und beweglich zu werden. Lernen Sie wieder, in Ihren Körper hineinzuhorchen, ihn wahrzunehmen. Die unterschiedlichen Übungen sollten Ihnen helfen, die Übungen auszuwählen, die Sie mögen und die Ihnen leicht fallen. Machen Sie keinen Kraftakt und vor allem kein Power-Fitnesspaket daraus. Nur so werden Sie wirklich dauerhaft und mit Lust Yoga üben wollen.

Gebetshaltung

- → Stehen Sie aufrecht. Ihre Füße sind geschlossen; Ihre Wirbelsäule ist ganz gerade und das Becken aufgerichtet.
- → Legen Sie nun Ihre Handflächen vor der Brust aneinander und drücken Sie Ihre Handflächen ganz leicht gegeneinander, so heben sich automatisch die Ellenbogen.
- → Schließen Sie die Augen und entspannen Sie Ihren Körper. Stellen Sie sich vor Ihrem inneren Auge eine leuchtend gelbe Sonne vor. Bleiben Sie in dieser Haltung fünf bis zehn Atemzüge lang.

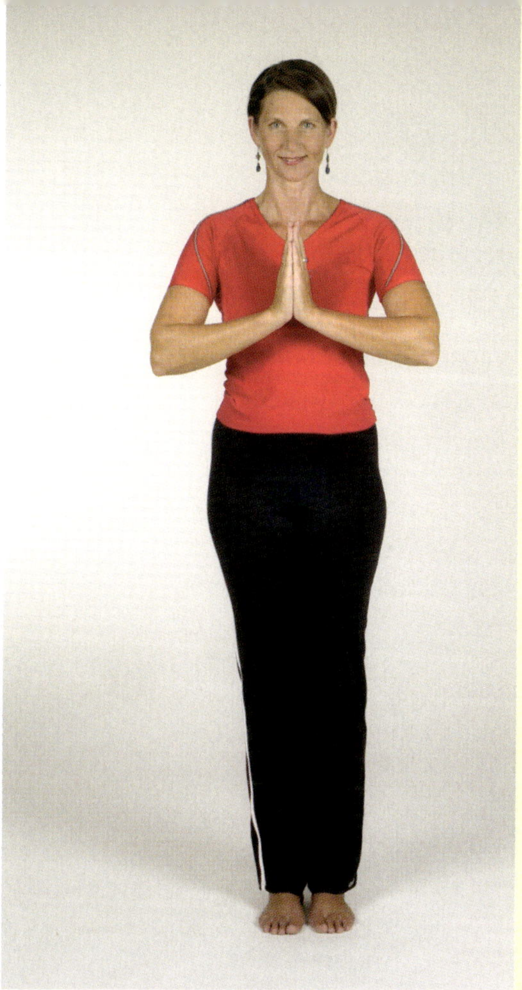

ÜBUNGSHINWEIS

Wenn Sie Schwierigkeiten haben, Ihre Augen zu schließen, senken Sie Ihre Augen und konzentrieren Sie sich auf einen Punkt vor Ihnen.

ATEM

Atmen Sie tief in den Bauch hinein und lassen Sie Ihren Atem langsam wieder ausströmen.

AFFIRMATION

Ich bin gut so, wie ich bin.

Wirkungsweise

- → Kräftigt Ihre Armmuskulatur. Löst Verspannungen auf körperlicher und mentaler Ebene. Verbessert Ihre Konzentrationsfähigkeit. Beruhigt das Nervensystem. Eine gute Übung zu Beginn eines Yoga-Programms.
- → Gut bei Angstgefühlen, negativen Gedankenschleifen, Erröten, Tränen.

Armstreckung

- Stehen sie aufrecht, Ihre Füße sind geschlossen; die Wirbelsäule ist gerade und aufgerichtet.
- Die Arme sind neben dem Körper, die Handflächen zeigen nach innen. Heben Sie nun beide Arme nach vorne und strecken Sie sie schulterbreit über den Kopf.
- Spannen Sie jetzt Ihre Gesäßmuskeln an und beugen Sie sich aus der Taille heraus nach hinten.
- Bleiben Sie drei bis fünf Atemzüge lang in dieser Haltung.
- Senken Sie Ihre Arme achtsam wieder und bringen Sie sie neben den Körper. Schließen Sie für einen Moment die Augen und spüren sie der Übung nach.

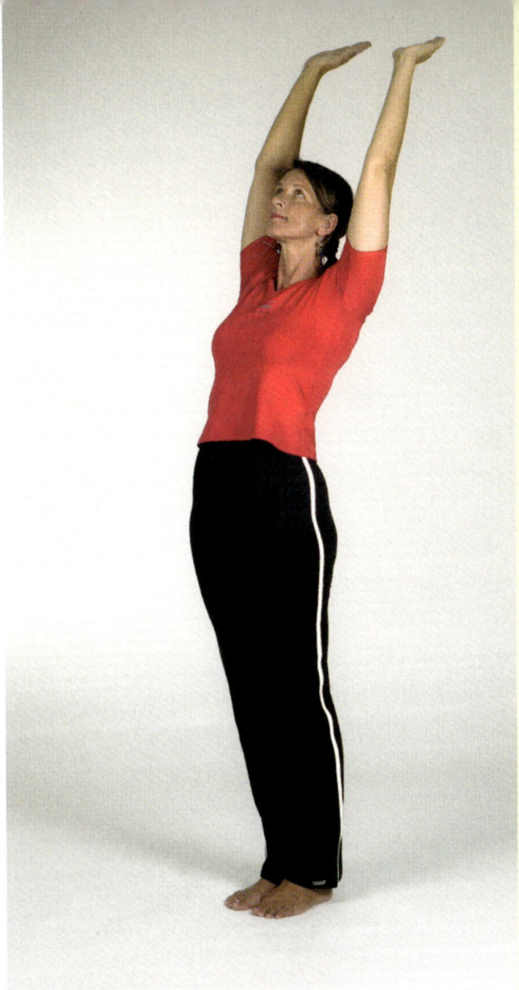

ÜBUNGSHINWEIS

Achten Sie darauf, dass Sie Ihren Po anspannen, da Sie sonst Ihren unteren Rücken zu stark belasten. Es kann sein, dass diese Übung Sie anstrengt. Beginnen Sie dann lieber mit weniger Atemzügen und steigern Sie sie langsam. Je fortgeschrittener Sie sind, umso länger können Sie die Übung halten.

ATEM

Mit dem Einatmen heben Sie Ihre Arme. Mit dem Ausatmen senken Sie Ihre Arme. Während der Übung: lange und tiefe Atemzüge.

AFFIRMATION

Ich bin Energie und habe die Kraft, mein Gewicht loszulassen.

Wirkungsweise

- Die Arm- und Schultermuskulatur wird gekräftigt.
- Die Verdauung wird angeregt und Übergewicht reduziert. Die Atemkapazität erweitert sich.

**** Bei starkem Übergewicht beginnen Sie mit dieser Übung zuerst auf einem Stuhl. Die Füße sind parallel nach vorne ausgerichtet, die Fußsohlen liegen fest auf dem Boden auf. Die Gesäßmuskeln ebenfalls anspannen. Lehnen Sie sich nicht an der Stuhllehne an. Verfahren Sie dann mit den Armen wie oben beschrieben.

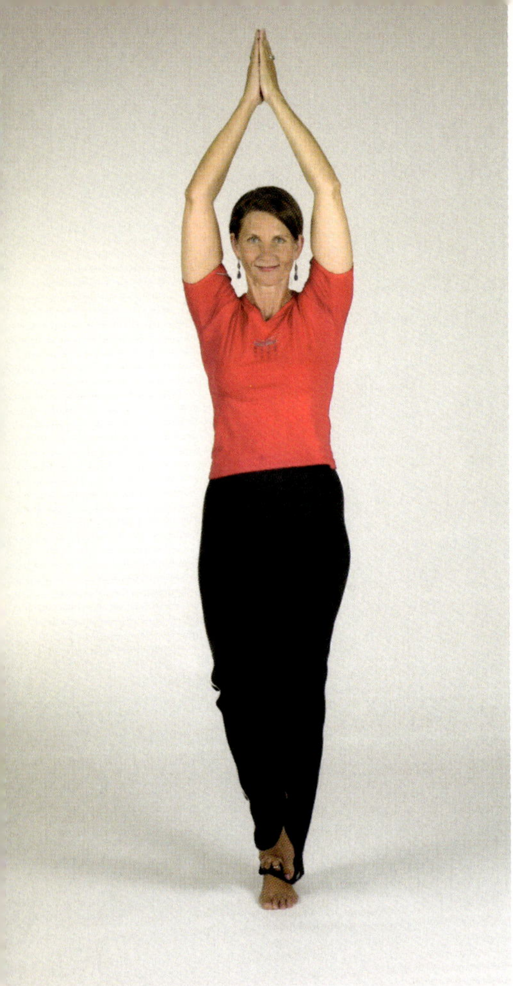

Der Baum

- Stehen Sie aufrecht. Ihre Füße sind geschlossen; der Oberkörper ist aufgerichtet, die Wirbelsäule gerade.
- Verlagern Sie jetzt Ihr Gewicht auf die rechte Seite und spannen Sie Oberschenkel und Gesäßmuskel an.
- Stellen Sie jetzt Ihren linken Fuß auf den rechten Fuß ab. Der linke Fuß steht dabei auf den Zehenspitzen, die Fußsohle zeigt Richtung Schienbein. Wenn Sie gut stehen, richten Sie nochmals Ihren Rücken gerade auf.
- Heben Sie die Arme seitlich nach oben über Ihren Kopf. Die Handflächen liegen aneinander. Die Ellenbogen sind dabei leicht gebeugt.
- Bleiben Sie in dieser Stellung so lange, wie Sie das Gleichgewicht halten können.
- Senken Sie zuerst die Arme. Dann erst das linke Bein wieder abstellen.
- Spüren Sie jetzt der Übung nach, vergleichen Sie beide Körperhälften, ob Sie einen Unterschied bemerken und welchen. Wechseln Sie jetzt die Seite und führen Sie die gleiche Übung mit dem anderen Bein durch.

ÜBUNGSHINWEIS

Erfahrungsgemäß erfordert diese Übung viel Geduld, da es sich um eine Gleichgewichtsstellung handelt. Es hilft Ihnen, wenn Sie einen Punkt in Augenhöhe oder ca. zwei Meter vor sich auf dem Boden fixieren. Auf entspannte Schultern achten.

ATEM

Mit dem Einatmen die Arme anheben; Während der Übung gleichmäßig weiteratmen.

AFFIRMATION

Ich habe ein gesundes Selbstwertgefühl, und so wie ich gerade bin, bin ich liebenswert.

Wirkungsweise

- ➔ Kräftigt die Beinmuskulatur, die Fußgelenke und die Fußmuskeln, dehnt die Rumpf- und die Armmuskulatur, stärkt den Gleichgewichtssinn und das mentale Gleichgewicht.
- ➔ Vermindert Stress und hilft, Ängste abzubauen.

**** Bei starkem Übergewicht bleiben Sie anfangs auf beiden Füßen stehen und führen nur die Armbewegung aus. Dann üben Sie nur mit den Beinen. Lassen Sie die Arme locker neben dem Körper hängen. Konzentrieren Sie sich nur auf das Stehen mit einem Bein. Wenn Sie in dieser Haltung (ohne Arme) gut das Gleichgewicht halten können, stellen Sie sich wieder an eine gerade Wand und versuchen, die vollständige Übung durchzuführen. Die Wand wird Ihnen wieder Sicherheit geben. Erst wenn Sie hier ganz sicher sind, versuchen Sie diese Übung im freien Raum – Seien sie geduldig mit sich!

Das Dreieck

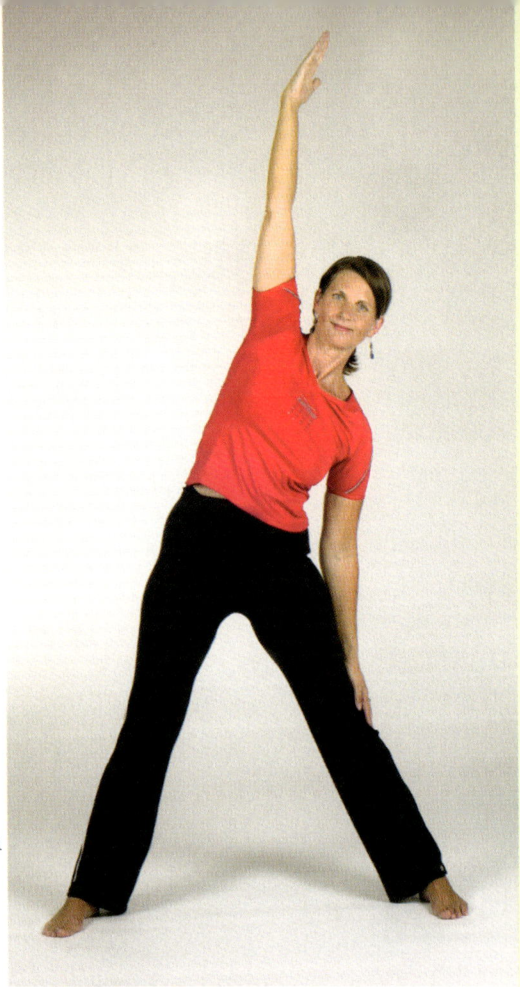

- Stehen Sie aufrecht und grätschen Sie Ihre Beine weit. Die Beine sind gestreckt, die Knie aber nicht vollständig.
- Heben Sie beide Arme seitlich bis in Schulterhöhe an.
- Ihre Arme sind jetzt waagrecht ausgestreckt und bilden eine gerade Linie mit den Schultern. Strecken Sie nun den rechten Arm weiter nach oben; den linken Arm legen Sie auf den linken Oberschenkel ab.
- Die rechte Hand zeigt mit der Handfläche nach innen. Die Fingerspitzen zeigen gestreckt nach oben; beugen Sie sich nach links und schieben Sie gleichzeitig Ihren linken Arm weiter nach unten in Richtung Knie oder Unterschenkel.
- Schauen Sie in der Endhaltung weiter nach vorne. Bleiben Sie drei bis fünf Atemzüge in dieser Übung und kommen Sie dann wieder zurück zur Mitte.
- Spüren Sie dieser Übung nach und wechseln zur anderen Seite.

ÜBUNGSHINWEIS

Achten Sie darauf, dass Sie sich nicht nach vorne beugen. Sie können das gut kontrollieren, indem Sie darauf achten, dass beim Beugen nach rechts die linke Hüfte hinten bleibt und umgekehrt. Ganz wichtig ist es, dass die Beine weit gegrätscht werden. Die Übung lässt sich barfuß auf einer rutschsicheren Unterlage am besten ausführen.

ATEM

Mit dem Ausatmen den Oberkörper zur Seite beugen. Einatmend wieder zur Mitte zurückkommen. Während der Übung gleichmäßig weiteratmen.

AFFIRMATION

Tiefer Frieden erfüllt mich und ich vertraue meiner Willensstärke.

Wirkungsweise

- → Dehnt die seitliche Rumpfmuskulatur und die Taille.
- → Der Beckenbereich und die Beinmuskulatur werden werden gekräftigt.
- → Wichtige Übung bei Fettpölsterchen an der Taille.

**** Diese Übung kann auch mit starkem Übergewicht gemacht werden, da Sie durch die gegrätschten Beine einen guten Stand haben. Beugen Sie Ihren Oberkörper nur so weit, wie es geht, zur Seite.

Schwung aus dem Stehen

- Stehen Sie aufrecht und grätschen Sie Ihre Beine hüftbreit.
- Heben Sie Ihre Arme vor dem Körper gestreckt über den Kopf. Beugen Sie ihre Handgelenke und lassen Sie sie ganz locker nach vorne hängen.
- Beugen Sie sich jetzt nach vorne, bis Sie auf der Höhe der Taille sind. Von dort aus lassen Sie Ihren Oberkörper frei nach unten schwingen. Ihr Kopf und Ihre Arme sind locker und entspannt und schwingen durch ihre Beine hindurch. Bringen Sie Ihre Hände so weit wie möglich hinter die Füße.
- Nach drei bis fünf Schwüngen in die aufrechte Stellung zurückkehren. (Dabei werden gleichzeitig der Oberkörper und die Arme nach vorne gestreckt und nach oben aufgerichtet.)
- Sie können diese Übung drei- bis fünfmal wiederholen.

ÜBUNGSHINWEIS

Während der gesamten Übung bleiben die Handgelenke gebeugt. Achten Sie darauf, dass Sie zuerst den Oberkörper nach vorne beugen und dann erst schwingen. Sie verhindern damit, dass Ihre Arme am Boden aufschlagen. Außerdem schonen Sie durch diese Position Ihren Rücken.
Nach jedem Durchgang bringen Sie Ihre Arme wieder zurück neben dem Körper; spüren der Übung nach. Erst dann beginnen Sie wieder von vorne.

ATEM

Atmen Sie beim Anheben der Arme tief durch die Nase ein und beim Abwärtsschwingen kräftig durch den Mund aus. Versuchen Sie, während des Schwingens in der Ausatmung zu bleiben, sodass Sie Ihre Lungen ganz entleeren können.

AFFIRMATION

Ich bin bereit, mich zu ändern.

Wirkungsweise

- Regt den Kreislauf an und vertreibt Müdigkeit.
- Die Rückenmuskeln werden gekräftigt und gedehnt, die Achilles- und die Kniesehnen gedehnt, die Beweglichkeit der Hüftgelenke verbessert und der Lymphfluss beschleunigt.
- Gut bei Apathie.
- **Einschränkungen:** Bei hohem Blutdruck, Schwindelanfällen und Rückenproblemen sollten Sie auf diese Übung verzichten.

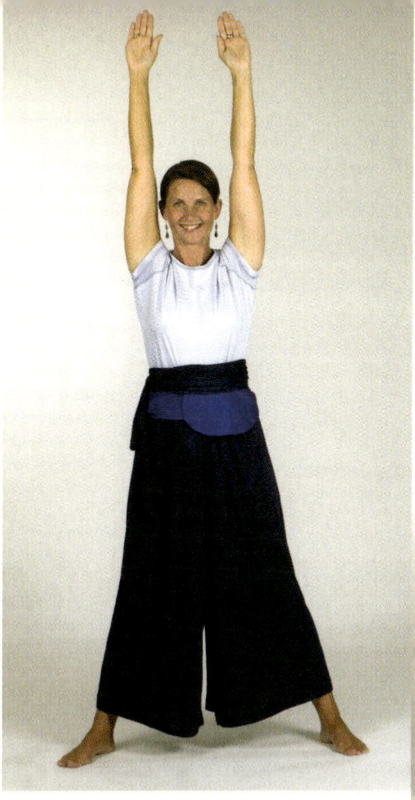

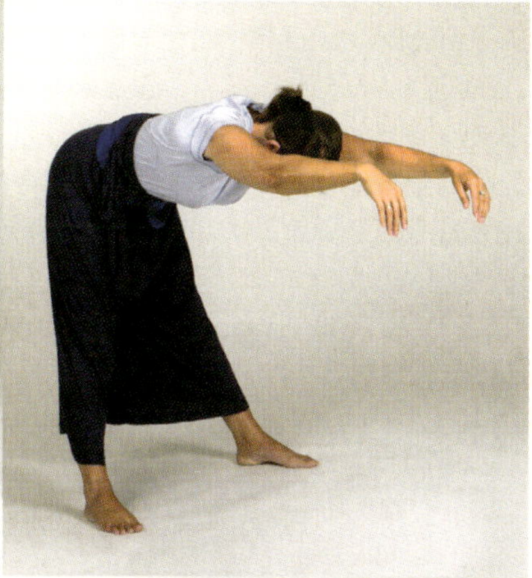

**** Bei starkem Übergewicht setzen Sie sich auf einen Stuhl, die Beine sind weit gegrätscht. Die Fußsohlen liegen flach auf dem Boden. Führen Sie dann die Übung wie beschrieben aus. Den Kopf und die Arme ganz entspannen. Achten Sie darauf, dass Sie mit Ihrem Gesäß ganz auf dem Stuhl sitzen und nicht vorne auf der Kante. Zu einem späteren Zeitpunkt können Sie dann in die stehende Variante umwechseln.

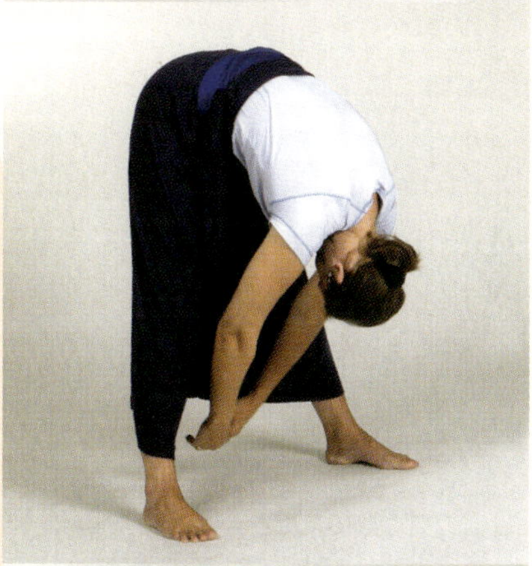

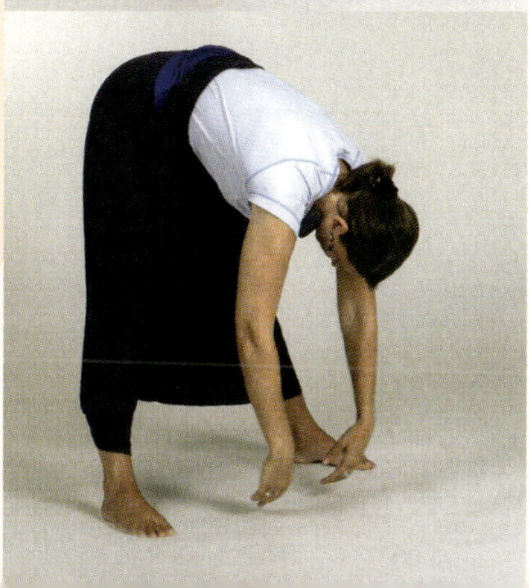

Übungen im Sitzen

Grundhaltung

- → Setzen Sie sich auf Ihre Unterlage und strecken Sie die Beine aus.
- → Ihr Oberkörper ist gerade und aufgerichtet, Ihr Nacken in der Verlängerung der Wirbelsäule, der Kopf ist gerade.
- → Stützen Sie Ihre Hände seitlich hinter dem Gesäß auf, die Fingerspitzen zeigen nach hinten; die Ellenbogen sind gestreckt.
- → Lehnen Sie sich ein wenig zurück, die Arme stützen Sie und geben Ihnen Halt.
- → Schließen Sie Ihre Augen und entspannen Sie sich.

Übungshinweis

Vielen Menschen fällt es schwer, in dieser Position zu sitzen.
Wenn es Ihnen auch so geht, ändern Sie die Übung folgendermaßen ab: Setzen Sie sich auf die Matte und strecken Sie Ihre Beine nicht ganz durch, sondern beugen sie ein wenig. Sie können sich auch ein kleines Kissen unter die Knie legen. Das Problem bei der Ausführung liegt darin, dass die meisten Menschen nicht gleichzeitig die Beine durchstrecken und den Rücken bzw. die Wirbelsäule aufrichten können. Sobald die Beine gestreckt werden, weichen sie mit dem Oberkörper nach hinten aus. Um diese Übungen wirklich zu fühlen, setzen Sie sich an eine Wand. Setzen sie sich ganz gerade hin, sodass Sie mit der Lendenwirbelsäule bzw. dem unteren Rücken die Wand berühren. Jetzt richten Sie den ganzen Oberkörper danach aus. Der obere Teil der Brustwirbelsäule in Höhe der Schultern sowie der Hinterkopf sind ebenfalls in Kontakt mit der Wand. Nun strecken Sie langsam Ihre

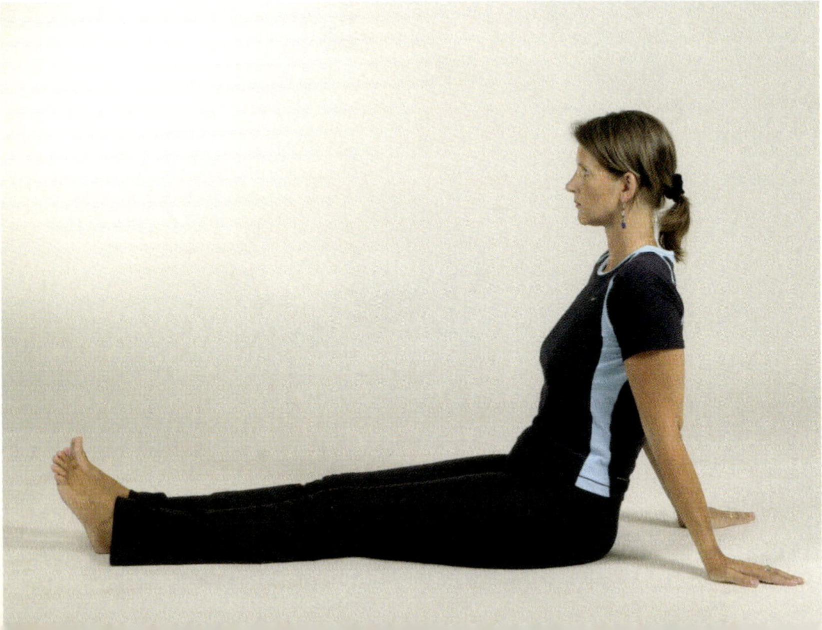

Beine durch. Versuchen Sie trotz dieser Haltung, Ihren gesamten Körper zu entspannen. Den Körper zu entspannen heißt nicht, in eine nachlässige Körperhaltung zu kommen. Ihr Körper ist entspannt, wenn Sie gelernt haben, Ihre Muskeln zu entspannen. Machen Sie am besten folgende Übung, um den Unterschied zu bemerken:

- ➔ Beißen Sie jetzt ganz fest Ihre Backenzähne zusammen. Spüren Sie dabei, wie Ihre gesamte Kaumuskulatur angespannt ist, sogar das Gesicht geht jetzt in eine Anspannung. Fühlen Sie dieser Anspannung eine Weile nach.
- ➔ Jetzt lösen Sie Ihre Backenzähne voneinander; dabei löst sich auch die Anspannung in Ihrer Kaumuskulatur und Ihrem ganzen Gesicht.
- ➔ Spüren Sie jetzt dieser Übung nach. Ihr Gesicht bleibt auch nach diesem Loslassen in seiner Position, Ihr Kinn fällt nicht nach unten, Ihre Zunge fällt nicht aus dem Mund, und Ihr Kopf kippt nicht zur Seite.

Sie haben nun ganz bewusst ihre Muskulatur entspannt. So ist es mit dem ganzen Körper. Wenn Sie Ihre Muskeln bewusst entspannen können, werden Sie Ihre aufgerichtete und korrekte Körperhaltung nicht verlieren. Üben Sie täglich und in allen Positionen mit diesem aufgerichteten Oberkörper, ohne zu verkrampfen oder eine unnatürliche Haltung anzunehmen. Das können Sie hervorragend beim Essen am Tisch üben. Stellen Sie Ihre Beine fest auf den Boden. Das Kniegelenk steht über dem Fußgelenk. Rutschen Sie mit Ihrem Gesäß nicht ganz bis zum Stuhlende und versuchen Sie, in einer aufgerichteten, königlichen Haltung zu essen. Ihr Verdauungssystem wird es Ihnen zusätzlich danken, denn Sie erleichtern ihm die Arbeit.

Vorbereitende Übungen für vorwärts beugende Asanas im Sitzen

Nehmen Sie sich für diese Übungen ein Tuch, einen Schal, ein Theraband oder etwas Ähnliches zu Hilfe. Es sollte zwei offene Enden haben.

Die Zange

VARIANTE 1

- Setzen Sie sich mit gestreckten Beinen auf Ihre Unterlage. Nehmen Sie Ihr Übungsband, umfassen Sie die beiden Enden mit den Händen und legen Sie es um Ihre Fußsohlen. Gehen Sie mit dem Oberkörper so weit nach vorne, dass Sie problemlos das Band fassen können. Wenn Sie die Beine nicht durchstrecken können, beugen Sie Ihre Knie ein wenig.
- Bringen Sie, mit dem Band in Ihren Händen, Ihren Oberkörper in eine aufrechte Haltung, sodass der Rücken gerade ist; jetzt die Schultern ein wenig nach hinten ziehen und das Brustbein aufrichten. (Stellen Sie sich vor, eine Schnur ist an Ihrem Brustbein befestigt und zieht Sie nach oben.)
- Jetzt beugen Sie Ihre Ellenbogen, ziehen das Band in Richtung Oberkörper und gleichzeitig strecken Sie Ihren Oberkörper mit gerader Wirbelsäule so weit wie möglich nach vorn.
- Die Zehen zeigen in Richtung Körper, der Kopf bleibt zwischen den Armen und in der Verlängerung der Wirbelsäule. Die Dehnung kommt aus der Lendenwirbelsäule.
- Drei bis fünf Atemzüge halten und wieder aufrichten. Das Band langsam loslassen und der Übung nachspüren.

VARIANTE 2

- Sie sitzen wieder in der Ausgangsposition. Legen Sie Ihr Übungsband nur um die rechte Fußsohle. Beugen Sie jetzt das rechte Knie ein wenig, das linke Bein ist durchgestreckt.
- Der Oberkörper ist gerade, beugen Sie wieder die Ellenbogen, ziehen Sie an Ihrem Band und strecken Sie Ihren Oberkörper mit gerader Wirbelsäule so weit wie möglich nach vorn.
- Drei bis fünf Atemzüge halten und wieder aufrichten. Das Band loslassen und der Übung nachspüren.
- Wechseln Sie dann die Beinseite.

VARIANTE 3

- Setzen Sie sich in die Ausgangsposition. Legen Sie Ihr Band wieder um beide Fußsohlen.
- Beugen Sie beide Knie mehr als in den vorherigen Varianten.

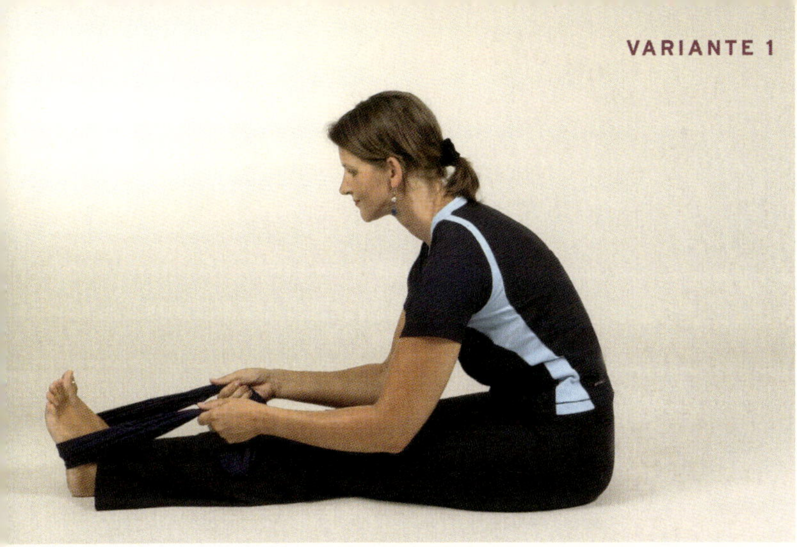

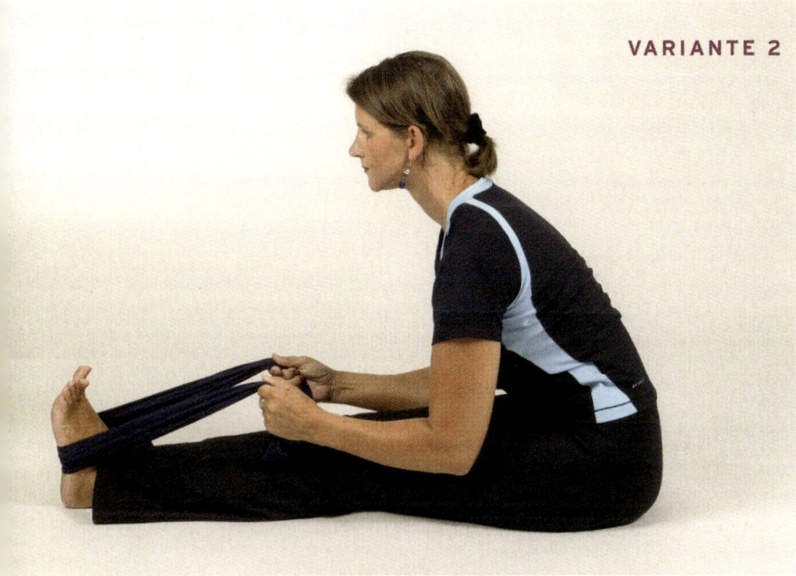

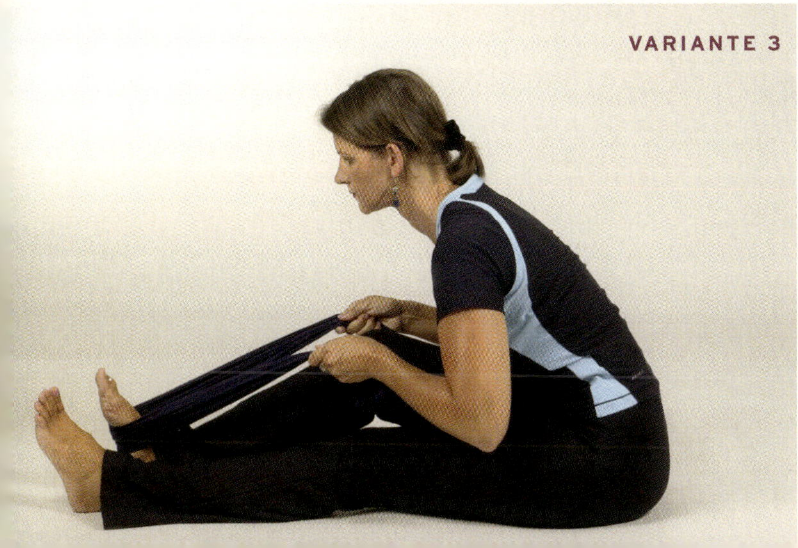

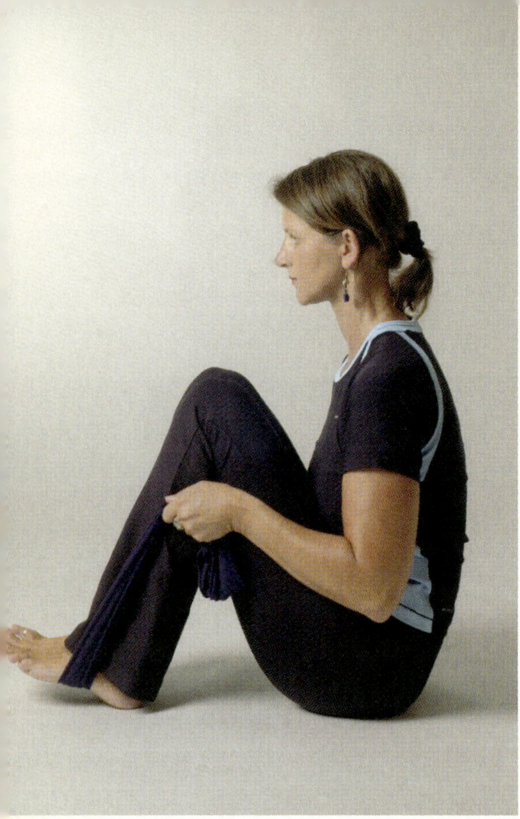

VARIANTE 4

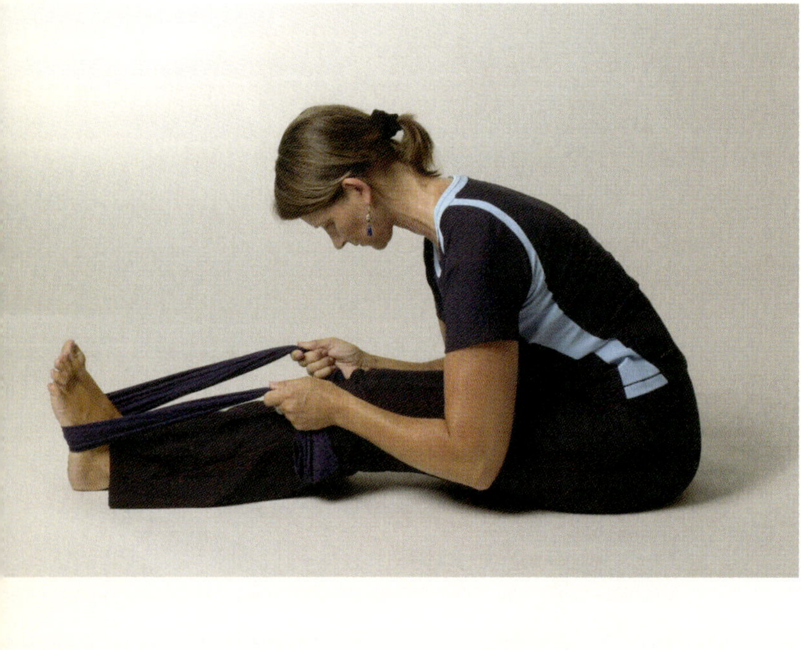

Ellenbogen beugen, das Band zum Körper ranziehen und gleichzeitig den Oberkörper und die Beine nach vorne strecken.
- Wenn Sie können, versuchen Sie, die Beine ganz durchzustrecken, den Oberkörper so weit wie möglich nach vorne zu bringen.
- Drei bis fünf Atemzüge lang halten und wieder aufrichten.

VARIANTE 4

- Setzen Sie sich in die Ausgangsposition. Ziehen Sie jetzt beide Beine so weit wie möglich zum Körper ran. Legen Sie das Band um beide Fußsohlen.
- Ellenbogen beugen, das Band zum Körper ziehen und gleichzeitig Oberkörper und Beine nach vorne strecken. Versuchen Sie beide Beine ganz durchzustrecken und den Oberkörper so weit wie möglich nach vorne zu bringen.
- Drei bis fünf Atemzüge lang halten und wieder aufrichten.

VARIANTE 5 (ENDSTELLUNG)

- Setzen Sie sich mit gestreckten Beinen auf den Boden. Ihr Rücken ist gerade und nach oben aufgerichtet. Die Schultern sind leicht nach hinten gezogen und entspannt, das Brustbein nach oben gerichtet, der Kopf in der Verlängerung der Wirbelsäule. Die Zehen zeigen in Richtung Körper.
- Legen Sie die Hände auf die Knie und strecken Sie die Arme nach oben.
- Beugen Sie sich langsam mit geradem Rücken nach vorne. Der Kopf bleibt dabei zwischen den Armen und in der Verlängerung der Wirbelsäule, die Dehnung geschieht aus der Lendenwirbelsäule.
- Umfassen Sie zuerst die Unterschenkel und wenn Sie können, greifen Sie weiter zu den Zehen. Halten Sie den Rücken so gerade wie möglich.
- Langsam mit gestreckten Armen den Oberkörper wieder aufrichten; spüren Sie der Übung nach.

ÜBUNGSHINWEIS

Bei allen Varianten zeigen die Zehen in Richtung Körper. Der Kopf bleibt zwischen den Armen und in der Verlängerung der Wirbelsäule, die Dehnung kommt aus der Lendenwirbelsäule. Achten Sie darauf, dass Sie keinen Rundrücken machen.
Die Ellenbogen bleiben ebenfalls immer gebeugt. So sichern Sie, dass Ihre Schultern hinten und unten bleiben und das Brustbein geöffnet bleibt. Achten Sie ebenfalls darauf, dass die Schultern nicht hochgezogen werden.
Üben Sie die beschriebenen Varianten so lange, bis es Ihnen leicht fällt,

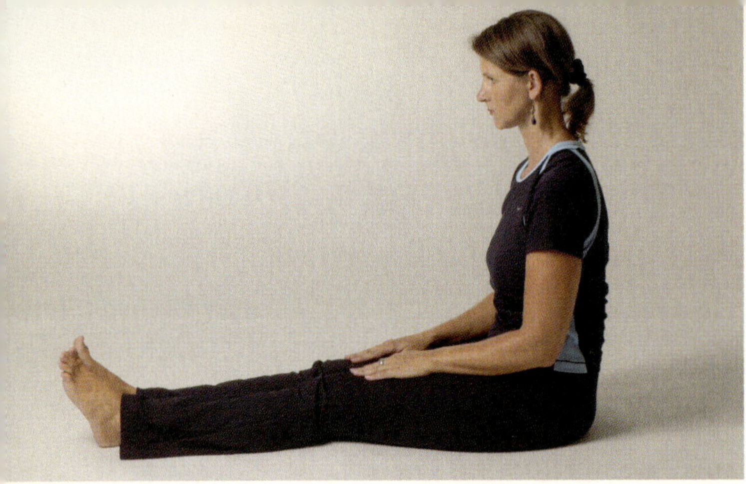

VARIANTE 5

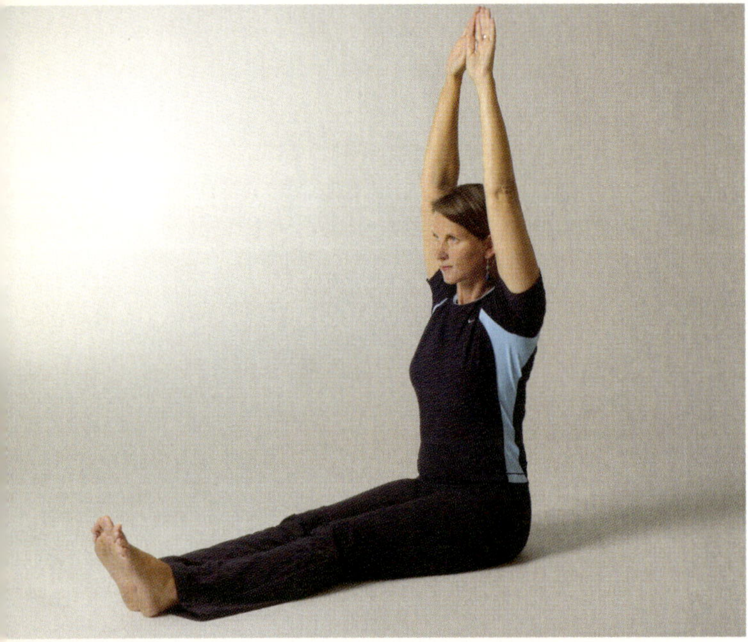

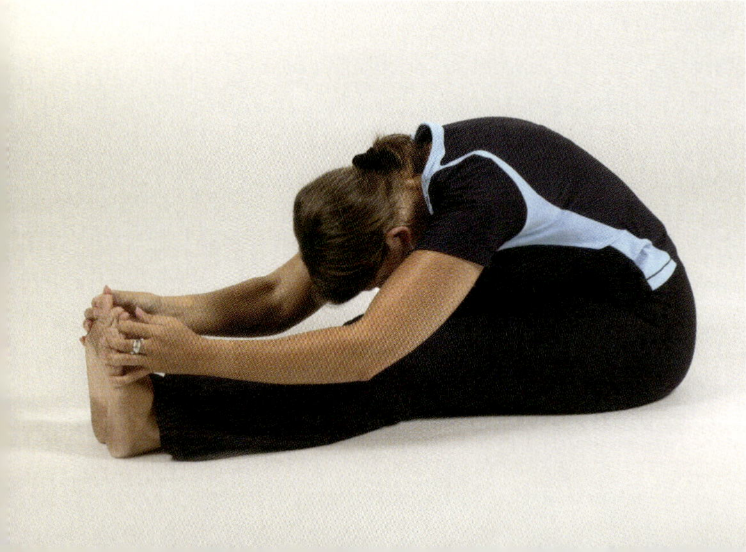

in der Grundhaltung entspannt zu sitzen. Erst dann sollten Sie zu der nachfolgenden Endstellung wechseln.

ATEM

Mit dem Beugen der Ellenbogen atmen Sie ein, mit dem Strecken des Oberkörpers und der Beine atmen Sie aus. Während der Übung gleichmäßig weiteratmen. Beim Aufrichten des Oberkörpers langsam wieder einatmen, beim Lösen des Bandes ausatmen. Bei Variante 5 mit dem Einatmen die Arme nach oben bringen. Mit dem Ausatmen den Oberkörper nach vorne beugen. Während der Übung gleichmäßig und tief atmen. Mit dem Einatmen Oberkörper wieder aufrichten.

AFFIRMATION

Ich liebe und achte mich und meinen Körper.

Wirkungsweise

- ➔ Dehnt den Rücken, vor allem den unteren Rücken und die gesamte rückwärtige Beinmuskulatur.
- ➔ Kräftigt Arm- und Schultermuskulatur sowie den Hüftbeuger, regt die Verdauung an.
- ➔ Einschränkungen: Bei hohem Blutdruck, Bandscheibenvorfall und/oder Bandscheibenbeschwerden vorsichtig ausführen.

****** Bei starkem Übergewicht bleiben Sie so lange in den Vorübungen, bis Sie einiges an Gewicht verloren haben. Nach meiner Erfahrung bekommen stark Übergewichtige bei vorwärts beugenden Asanas im Sitzen oft Atemprobleme. Sie können auch alle Übungen an einer Wand machen, um die aufrechte Haltung des Oberkörpers sicherzustellen.**

Halbe Rückendrehung

VARIANTE 1

- Setzen Sie sich in die Grundposition. Ziehen Sie beide Beine zum Körper.
- Umfassen Sie jetzt mit Ihrem rechten Arm beide Beine, unterhalb Ihrer Knie. Mit dem linken Arm am Körper abstützen.
- Drehen Sie jetzt Oberkörper und Kopf so weit wie möglich nach links. Schauen Sie über die linke Schulter.
- Bleiben Sie drei bis fünf Atemzüge in dieser Haltung und wenden Sie sich dann langsam wieder zur Mitte zurück.
- Den Arm lösen, wieder abstellen und die Beine ausstrecken.
- Spüren Sie der Übung einen Moment nach und wiederholen Sie sie dann zur anderen Seite.

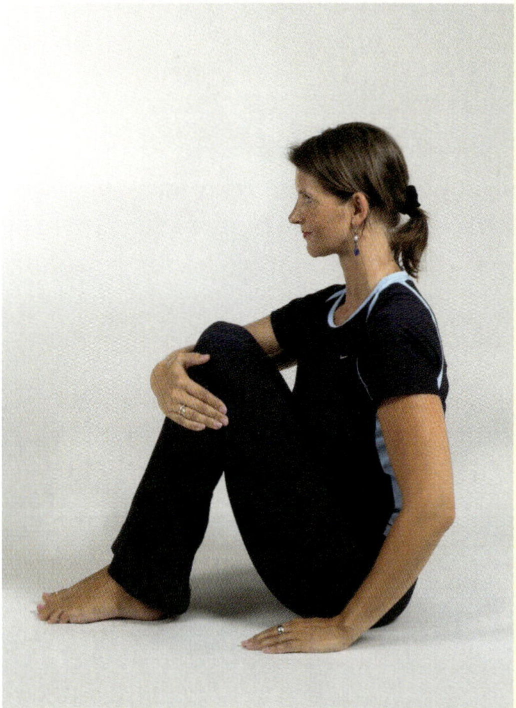

VARIANTE 1

VARIANTE 2

- Sie sitzen in der Grundposition.
- Ziehen Sie das rechte Bein zum Körper. Das linke bleibt ausgestreckt liegen. Die Zehenspitzen des linken Fußes nach vorne strecken.
- Kreuzen Sie jetzt mit Ihrem rechten Bein das linke und stellen Sie Ihren rechten Fuß an die Außenseite Ihres linken Oberschenkels oder Knies.
- Gehen Sie nun mit Ihrem linken Ellenbogen zu Ihrem rechten

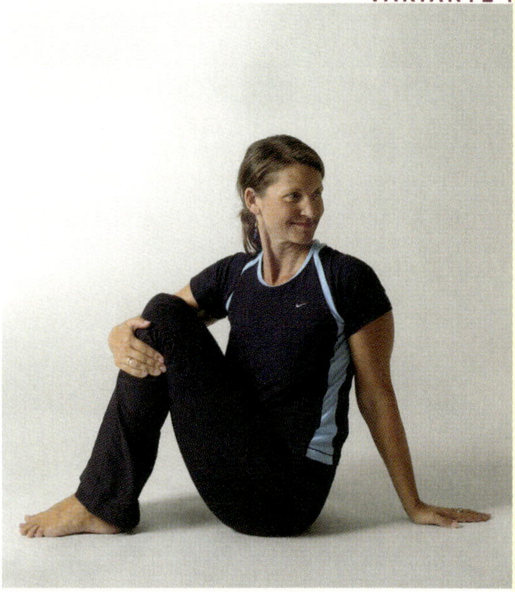

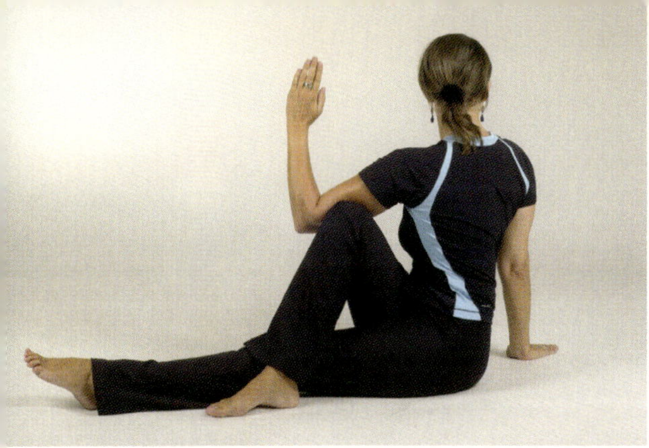

VARIANTE 2

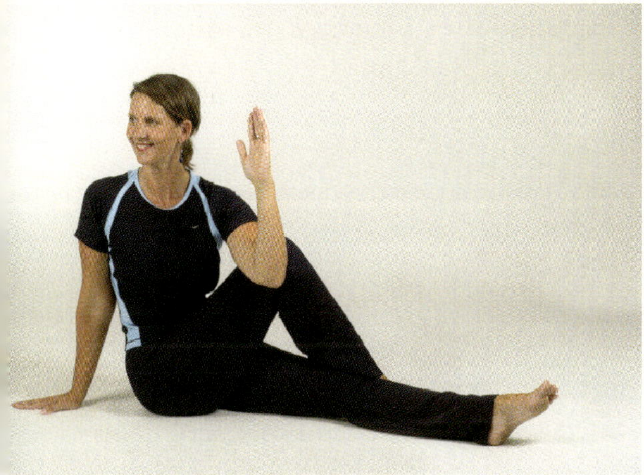

Knie; der Unterarm und die Fingerspitzen schauen nach oben.

- ➔ Drücken Sie jetzt den linken Arm gegen das rechte Knie, sodass Sie einen Widerstand spüren, und drehen Sie Ihren Oberkörper mit Ihrem Kopf so weit wie möglich nach rechts.
- ➔ Bleiben Sie drei bis fünf Atemzüge in dieser Haltung. Dann in die Ausgangsstellung zurückkommen.
- ➔ Kurz nachspüren und die Übung mit der Gegenseite wiederholen.

ÜBUNGSHINWEIS

Achten Sie auf einen geraden Rücken. Gehen Sie nur so weit in die Übung hinein, wie Ihre Wirbelsäule es zulässt. Greifen Sie mit Ihrem Arm bei der Variante 1 so weit über beide Beine, dass die Hand an der Außenseite des Knies liegt. Diese Arm- und Handposition unterstützt die Drehung des Oberkörpers, da Sie so mehr Kraft verspüren.

ATEM

Atmen Sie bei der Drehung des Rumpfes aus. Bleiben Sie in einer tiefen Ein- und Ausatmung während der Übung. Atmen Sie ein, um in die Ausgangsstellung zurückzukommen.

AFFIRMATION

Ich bin frei fließende Energie, weil ich meinem Körper gute Nahrungsmittel zuführe.

Wirkungsweise

- Dehnt die seitliche Rumpf- und Halsmuskulatur und kräftigt gleichzeitig die gegenüberliegende Seite.
- Verbessert die Beweglichkeit der Rückenmuskulatur. Kräftigt die Arm- und Schultermuskulatur sowie die Hüftbeuge- und Beinmuskulatur.
- Massiert die Bauchorgane und ist hilfreich bei Verdauungsproblemen.
- **Einschränkungen:** Bei einem Bandscheibenvorfall sowie Entzündungen der Hüft- und Kniegelenke und Meniskusbeschwerden sehr vorsichtig ausführen.

**** Bei starkem Übergewicht beugen Sie Ihre Beine nur ganz leicht. Lassen Sie die Arme während der ganzen Übung seitlich aufgestellt und drehen Sie Oberkörper und Kopf nur so weit, dass Ihre Atmung noch frei und leicht fließen kann. Nach meiner Erfahrung haben Menschen mit starkem Übergewicht bei dieser Übung oft Probleme mit der Atmung. Wenn Sie sich beweglicher fühlen, können Sie auf die o.g. Übungen umstellen.

Sitzende Ganzkörperkräftigung

- Setzen Sie sich in die Ausgangsposition. Ziehen Sie Ihre Beine mit gebeugten Knien in Richtung Körper, jedoch nicht ganz an den Körper heran. Die Beine und Füße hüftbreit öffnen. Die Fußsohlen stehen fest auf dem Boden.
- Greifen Sie jetzt mit beiden Händen unterhalb Ihrer Knie. Die Arme liegen an der Außenseite der Beine. Die Ellenbogen sind gebeugt.
- Den Oberkörper und Kopf aufrichten. Die Wirbelsäule bildet eine Linie.
- Lehnen Sie sich nun mit geradem Oberkörper so weit nach hinten, bis Ihre Arme ganz durchgestreckt sind. Spüren Sie jetzt die Kraft Ihrer Arme, die die Beine halten. Ihre Schultern sind tief, das Brustbein hebt sich und zeigt nach vorne und oben.

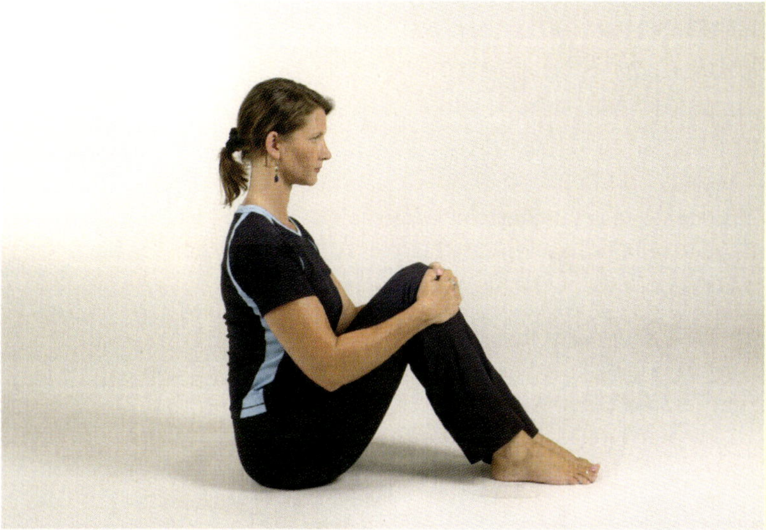

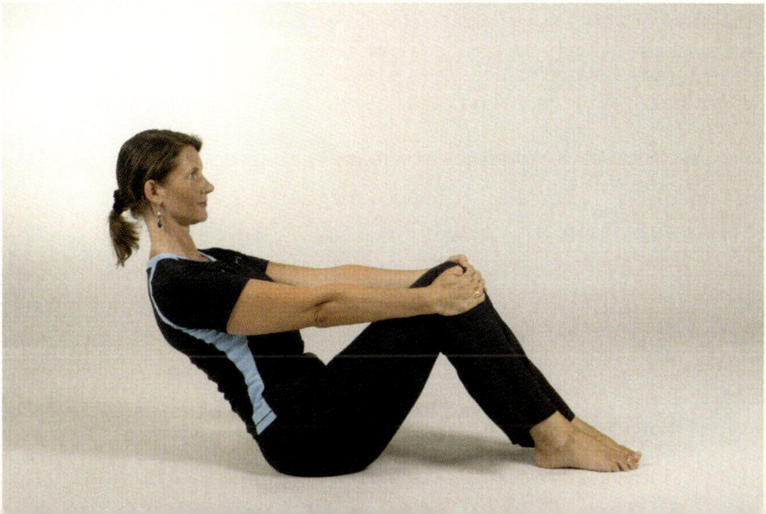

- → Bleiben Sie fünf Atemzüge in dieser Haltung.
- → Ziehen Sie jetzt Ihren Oberkörper wieder nach vorne, indem Sie Ihre Ellenbogen wieder beugen. Sie sind jetzt wieder in einer ganz geraden und aufrechten Haltung.
- → Spüren Sie kurz nach und wiederholen Sie diese Übung noch zweimal.

ÜBUNGSHINWEIS

Wenn Sie am Anfang Ihren Oberkörper aufrichten, spüren Sie ganz deutlich, wie sich Ihr Becken kippt und Sie jetzt auf Ihren Sitzhöckern sitzen. Erst dann ist diese Übung richtig ausgeführt. Sie spüren auch eine starke Anspannung in den Rückenmuskeln. Beim Zurücklehnen auf einen geraden Rücken achten. Wenn Sie sehr lange Arme haben, können Sie Ihre Arme nicht ganz durchstrecken. Die Fußsohlen bleiben während der gesamten Übung fest am Boden stehen. Wenn Sie die Fußsohlen vom Boden lösen, geht die Dynamik der Übung verloren. Die stärkste Kraft spüren Sie in Ihren Armen.

ATEM

Beim Zurücklehnen einatmen. Während der Übung gleichmäßig weiteratmen. Mit dem Vorziehen des Oberkörpers ausatmen.

AFFIRMATION

Kraft durchströmt meinen ganzen Körper und verhilft mir zu einer neuen Lebensweise.

Wirkungsweise

- → Kräftigt die Muskulatur des gesamten Körpers.

Übungen im Knien

Die Katze

→ Gehen Sie in den Kniestand. Hände aufstützen, die Fingerspitzen zeigen nach vorne; die Knie sind hüftbreit auseinander.

→ Heben Sie nun Ihren Kopf und Ihr Gesäß, indem Sie in ein leichtes Hohlkreuz kommen.

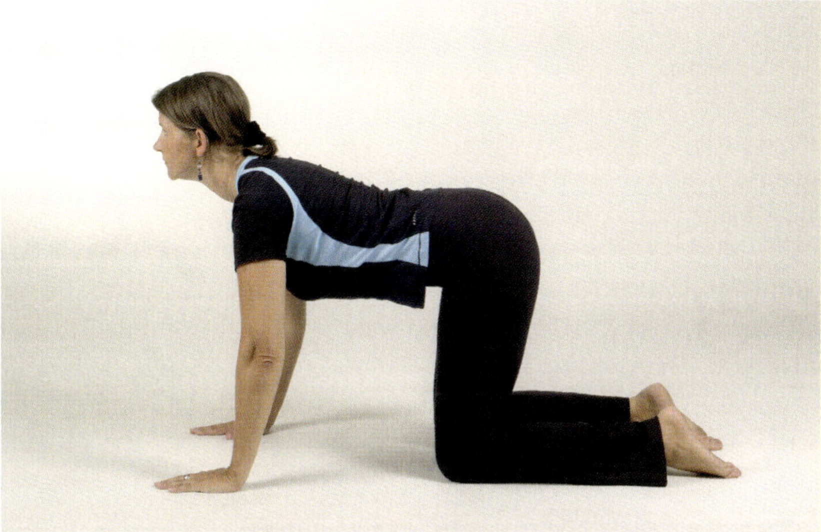

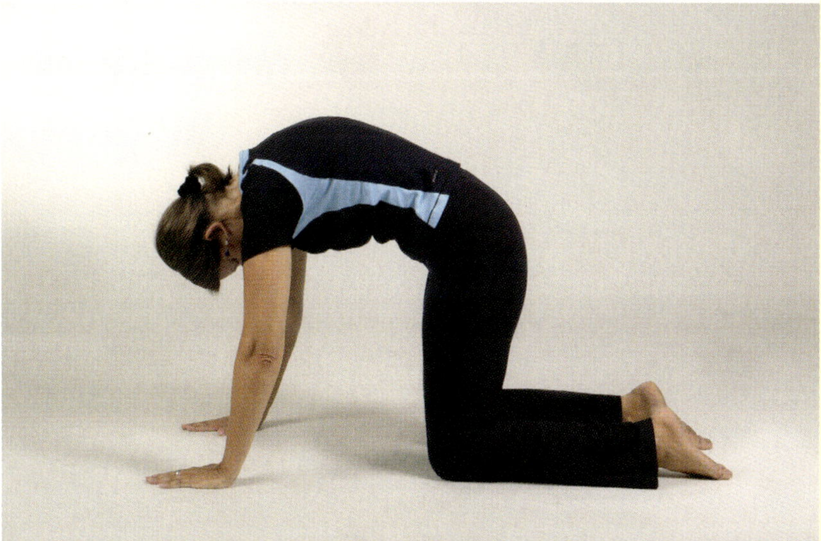

- → Ziehen Sie Ihren Bauch ein und richten Sie sich vom Steißbein her auf, bis Sie einen Rundrücken haben. Beugen Sie den Kopf; bleiben Sie während der Übung in einer harmonischen, fließenden Bewegung.
- → Fünf- bis zehnmal durchführen.

ÜBUNGSHINWEIS

Achten Sie auf entspannte Schultern. Während der gesamten Übung bleiben Ihre Arme gestreckt. Die Hände sind genau unter Ihren Schultern und bleiben fest auf dem Boden aufgestützt.

ATEM

Einatmend den Kopf und das Gesäß heben. Ausatmend in den Rundrücken kommen.

AFFIRMATION

Ich fühle die Biegsamkeit meiner Wirbelsäule und freue mich über meine Beweglichkeit.

Wirkungsweise

- → Kräftigt die Arm-, Schulter-, Brust-, Bauch- und Rückenmuskulatur.
- → Verbessert die Durchblutung der Wirbelsäule und entspannt die Wirbelsäule.
- → Regt die Verdauung an. Bei Menstruationskrämpfen sehr empfehlenswert.
- → Gut bei Zyklusstörungen der Frau.

Der Tiger

- Gehen Sie in die gleiche Ausgangsstellung wie bei der Katze.
- Beugen Sie das rechte Knie und ziehen Sie es nach vorne, gleichzeitig senken Sie den Kopf. Versuchen Sie Nase und Knie aneinander zu bringen, indem Sie einen Rundrücken machen.
- Heben Sie nun Ihren Kopf und strecken Sie gleichzeitig das rechte Bein nach hinten und oben aus. Sie kommen dabei wieder in ein leichtes Hohlkreuz.
- Wiederholen Sie den gesamten Bewegungsablauf (Knie ranziehen, Bein ausstrecken) insgesamt drei- bis fünfmal.
- Die Übung mit dem linken Bein wiederholen.

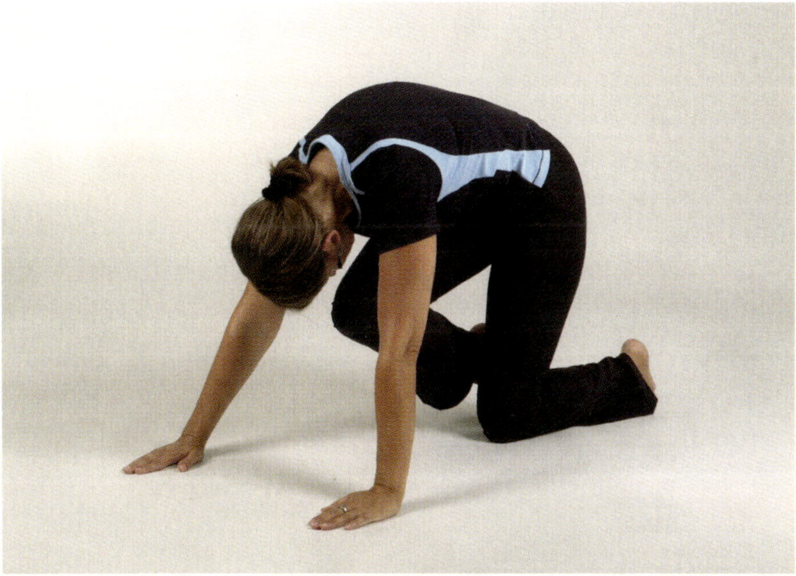

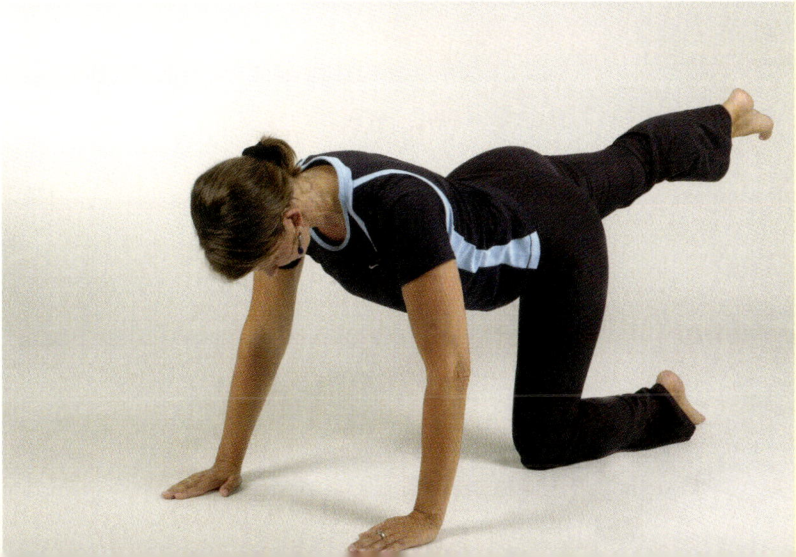

ÜBUNGSHINWEIS

Achten Sie darauf, dass Sie die Übung kontrolliert und mit Kraft ausführen, da sie sehr belastend für die Lendenwirbelsäule wäre, wenn mit Schwung gearbeitet wird. Ebenfalls auf entspannte Schultern und gestreckte Arme achten.

ATEM

Beim Ranziehen des Knies ausatmen. Mit dem Strecken des Beines nach hinten und oben einatmen.

AFFIRMATION

Ich fühle meine Energie durch meinen Körper fließen und weiß, dass eine gesunde Ernährung und Bewegung mich noch mehr stärkt.

Wirkungsweise

→ Kräftigt die Arm-, Schulter-, Bauch-, Rücken- und vor allem die Gesäßmuskulatur. Vergrößert die Beweglichkeit der Hüftgelenke.

→ Dehnt verkürzte Hüftbeuger und korrigiert dadurch die Lage des Beckens. Massiert die Bauchorgane und wirkt anregend auf die Verdauung.

→ Mildert Menstruationsbeschwerden.

**** Bei starkem Übergewicht sind oft Knieschmerzen vorhanden. Bleiben Sie deshalb erst bei der Katzenübung. Die Tigerübung ist oftmals zu anstrengend, da Sie Ihren Körper durch die einseitige Beinstellung ausbalancieren müssen. Bei falscher Ausführung ist sie eine zu hohe Belastung für das Knie.

Demutshaltung

VARIANTE 1

- Gehen Sie in einer aufrechten Haltung in den Kniestand. Der Oberkörper ist ganz gerade, der Kopf in der Verlängerung der Wirbelsäule. Lassen Sie jetzt Ihre Fersen auseinander fallen, sodass sich Ihre großen Zehen berühren. Ihre Füße bilden eine Schale.
- Setzen Sie sich nun mit geradem Oberkörper nach hinten ab, sodass Ihr Gesäß auf dieser Schale sitzt. (Dies ist unter anderem auch eine Sitzhaltung im Yoga, auf die im Kapitel 5 genauer eingegangen wird.)
- Nun beugen Sie Ihren Oberkörper langsam nach vorn und legen die Stirn auf der Unterlage ab. Strecken Sie Ihre Arme weit nach vorne aus, die Arme liegen dabei auf dem Boden.
- Atmen Sie tief ein und aus. Kommen Sie dann wieder zurück in den Fersensitz.

VARIANTE 2

- Gehen Sie wieder in die oben beschriebene Sitzhaltung. Den Oberkörper nach vorne beugen und die Stirn auf die Unterlage legen. Legen Sie Ihre Arme neben Ihrem Körper ab, sodass die Hände mit den Handflächen nach oben und die Fingerspitzen nach unten in Richtung Füße zeigen. Tief ein- und ausatmen.
- Kommen Sie zurück in den Fersensitz.

VARIANTE 3

- Kommen Sie in den Fersensitz. Den Oberkörper nach vorne beugen.
- Bilden Sie mit Ihren Händen zwei Fäuste wie ein Türmchen und stellen Sie sie aufeinander. Legen Sie jetzt Ihre Stirn auf die Fäuste.

VARIANTE 1

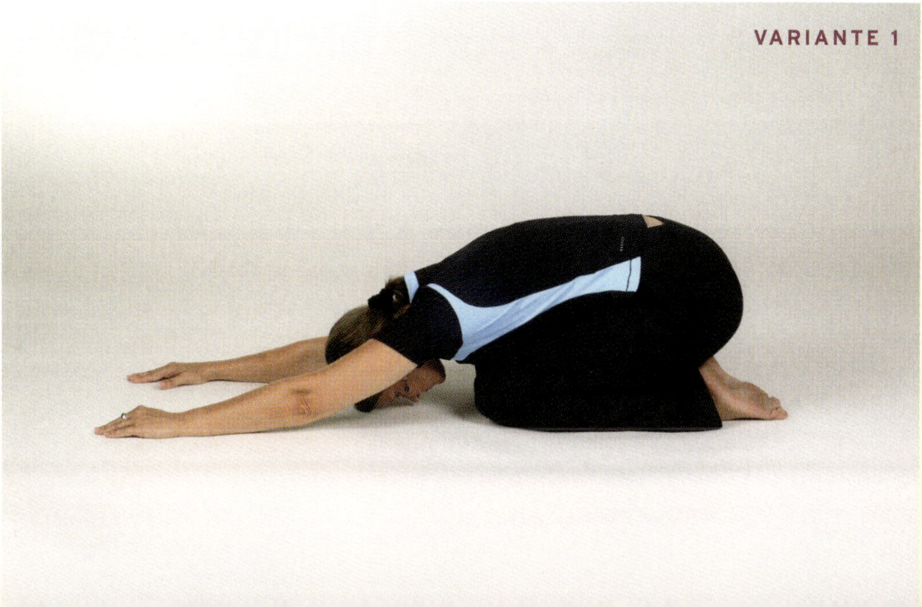

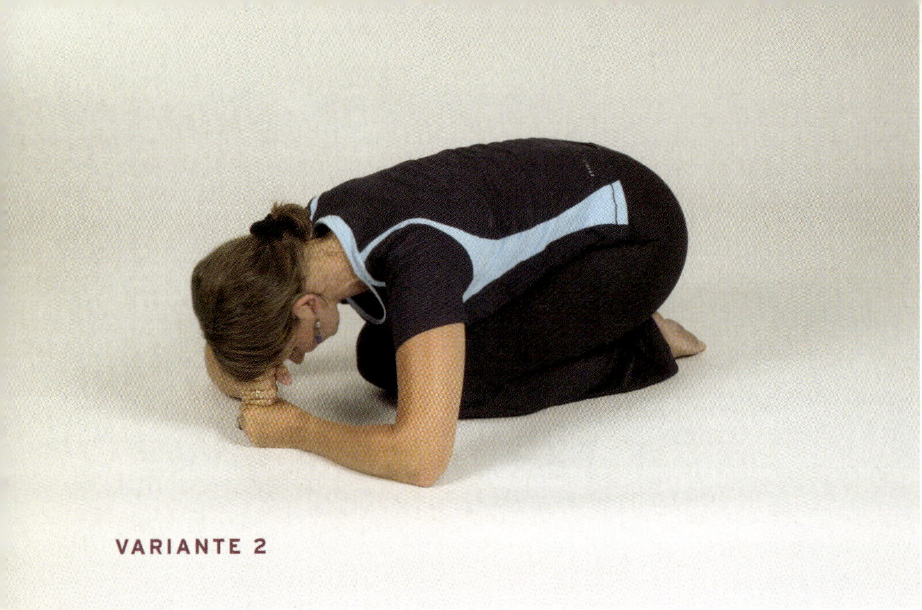

VARIANTE 2

ÜBUNGSHINWEIS

Sie können in der Übung so lange verweilen, wie es Ihnen gut tut. Wenn Sie Schwierigkeiten beim Absitzen und Vorwärtsbeugen haben, öffnen Sie Ihre Beine so weit wie möglich. Bei der Übung ist es wichtig, mit dem Gesäß auf den Fersen zu bleiben. Sollte es Ihnen nicht gelingen, bleiben Sie vorerst bei der Variante 3 und üben Sie sich einfach so lange, bis es Ihnen gelingt.

ATEM

Beim Vorwärtsbeugen ausatmen. Während der Übung tief ein- und ausatmen. Beim Aufrichten des Oberkörpers einatmen.

AFFIRMATION

Ich ruhe ganz entspannt in mir.

Wirkungsweise

- → Dehnt und entspannt die Rücken- und Nackenmuskulatur. Bei guter Bauchatmung werden durch den Druck der Oberschenkel die Bauchorgane massiert (nur bei geschlossenen Beinen).
- → Gut bei Stottern.

****** Bei starkem Übergewicht wird Ihnen die Übung anfangs Schwierigkeiten bereiten. Öffnen Sie Ihre Beine so weit wie möglich und lassen Sie Ihr Gesäß weiter oben. Bleiben Sie vorerst nur bei Variante 3.**

Übungen im Liegen

Kobra

Vorübungen

VARIANTE 1

- Legen Sie sich auf den Bauch. Die Beine sind geschlossen, die Füße lang gestreckt; die Fußsohlen zeigen nach oben.
- Ihre Arme legen Sie mit gebeugten Ellenbogen unter Ihren Kopf. Ihre Stirn liegt auf den Handrücken. Die Ellenbogen zeigen nach außen.
- Heben Sie nun Kopf und Oberkörper ein wenig von der Unterlage ab. Das Gesicht schaut nach unten.
- Bleiben Sie drei bis fünf Atemzüge in dieser Haltung. Langsam Oberkörper und Kopf wieder ablegen.

VARIANTE 2

- Legen Sie sich auf den Bauch. Die Beine sind geschlossen, die Fußsohlen zeigen nach oben.
- Strecken Sie Ihre Arme nach vorne aus. Heben Sie nun beide Arme und Ihren Oberkörper von der Unterlage ab.

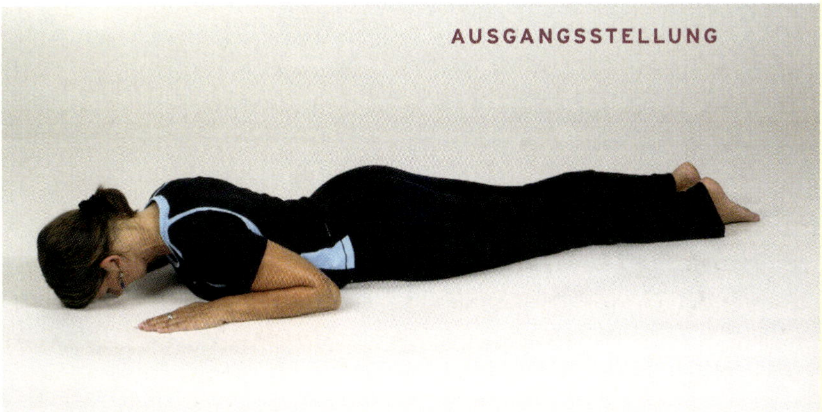

AUSGANGSSTELLUNG

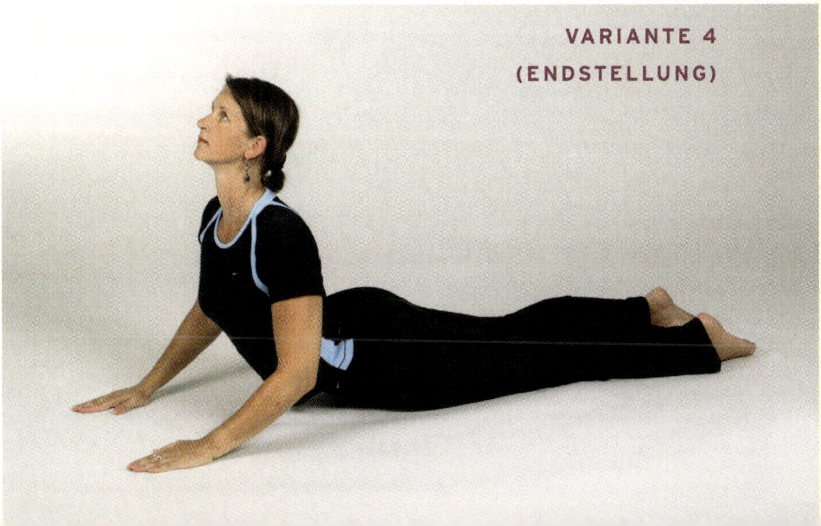

VARIANTE 4 (ENDSTELLUNG)

- Der Kopf bleibt zwischen den Armen, das Gesicht schaut nach unten.
- Bleiben Sie drei bis fünf Atemzüge in dieser Haltung. Langsam Oberkörper und Kopf wieder ablegen.

VARIANTE 3

- Legen Sie sich auf den Bauch. Die Beine sind geschlossen, die Fußsohlen zeigen nach oben.
- Die gebeugten Ellenbogen liegen rechts und links neben dem Körper. Die Ellenbogen sind in Höhe der Schultern, die Unterarme in Höhe des Kopfes, die Finger zeigen nach vorne. Ellenbogen und Unterarme sind so nah wie möglich am Körper. Ihre Stirn liegt auf der Unterlage.
- Heben Sie nun Kopf, Schultern und Brust weg von der Unterlage und stützen Sie sich auf Ellenbogen, Unterarme und Hände.
- Entspannen Sie Ihren Körper. Bleiben Sie in dieser Haltung drei bis fünf Atemzüge. Legen Sie dann Ihren Körper wieder ab.

VARIANTE 4 (ENDSTELLUNG KOBRA)

- Legen Sie sich auf den Bauch. Die Beine sind geschlossen, die Fußsohlen zeigen nach oben.
- Die Stirn liegt auf der Unterlage, die Hände neben den Schultern. Die Fingerspitzen sind geschlossen und weisen nach vorne. Die Handflächen zeigen nach unten; die gebeugten Ellenbogen sind ganz nahe am Körper.
- Spannen Sie Ihr Gesäß an und drücken Sie Ihr Becken fest gegen die Unterlage.
- Heben Sie nun langsam Kopf, Nacken und Schultern. Strecken Sie Ihre Ellenbogen und richten Sie den Oberkörper so hoch wie möglich auf.
- Legen Sie Ihren Kopf langsam zurück. Das Kinn zeigt nach vorne und der Nacken wird zusammengepresst. Das Schambein bleibt fest am Boden.
- Bleiben Sie drei bis fünf Atemzüge in dieser Haltung.
- Bringen Sie Ihren Kopf nach vorne, beugen Sie die Arme und senken Sie langsam den Oberkörper ab, bis Sie zuletzt die Stirn wieder am Boden ablegen.

ÜBUNGSHINWEIS

Benutzen Sie bei Variante 4 Ihre Rückenmuskeln und weniger Ihre Armmuskulatur. Das Aufrichten des Oberkörpers sollte mit Hilfe der Rückenmuskeln ausgeführt werden. Setzen Sie Ihre Armmuskeln erst beim weiteren Aufrichten ein und wenn sich der Rücken wölbt. Achten Sie darauf, dass das Schambein fest am Boden aufliegt. Die Arme müssen nicht ganz durchgestreckt werden, je nach Armlänge und Beweglichkeit des Körpers.

ATEM

Beim Anheben des Oberkörpers einatmen. Während der Übung ruhig und gleichmäßig weiteratmen. Beim Ablegen des Oberkörpers ausatmen.

AFFIRMATION

Ich bestimme mein Leben selbst und vertraue auf meine Fähigkeiten.

Wirkungsweise

- Kräftigt die Hals-, Arm-, Schulter-, Rücken- und die Gesäßmuskulatur.
- Dehnt die gesamte Bauchmuskulatur.
- Regt sämtliche innere Organe an, besonders die Leber und die Nieren.
- Hilft bei Verstopfung.
- Durch die Biegung der Wirbelsäule verbessert sich ihre Durchblutung und Beweglichkeit. Behebt Rückenschmerzen.
- Lindert Menstruationsbeschwerden.
- Gut bei Unsicherheit, Angst und Depressionen.
- **Einschränkungen:** Bei Magengeschwür und Überfunktion der Schilddrüse sowie einem Bandscheibenvorfall ist die Variante 4 nur mit einem/einer erfahrenen Yoga-Lehrer/in empfehlenswert.

*******Bei starkem Übergewicht bleiben Sie so lange in den Varianten 1–3, bis Sie an Gewicht abgenommen haben. Erst wenn Sie eine gute Rücken- und Bauchmuskulatur haben, können Sie mit Variante 4 beginnen.**

Schlangenhaltung

- Legen Sie sich auf den Bauch. Die Beine sind geschlossen. Die Füße sind gestreckt und Fußsohlen zeigen nach oben. Legen Sie Ihr Kinn auf den Boden.
- Bringen Sie nun Ihre Arme nach hinten und legen Sie sie auf das Gesäß. Verschränken Sie Ihre Finger. Das Becken in den Boden drücken.
- Heben Sie Ihren Kopf und Ihren Oberkörper so weit wie möglich an; das Kinn weist nach vorne.
- Drücken Sie Ihre Schulterblätter zusammen und ziehen Sie die Arme, so weit Sie können, in Richtung Beine. Heben Sie die Arme weg vom Körper. Die Schultern und die Hände bilden eine Linie. Ihr Blick zeigt nach vorne.
- Bleiben Sie ein paar Atemzüge in dieser Haltung.
- Lösen Sie dann langsam die Übung auf, indem Sie zuerst die Hände und dann den Oberkörper ablegen.

ATEM

Einatmend den Oberkörper anheben. Während der Übung gleichmäßig weiteratmen. Ausatmend den Oberkörper ablegen.

AFFIRMATION

Ich habe genügend Raum für meine Entwicklung.

Wirkungsweise

- Kräftigt die Arm-, Schulter-, Brust-, Bauch- und die Rückenmuskulatur.
- Weitet den Brustraum und verbessert die Atemkapazität.
- Hilfreich bei Asthma.
- Regt die Organe an.
- Beruhigt.

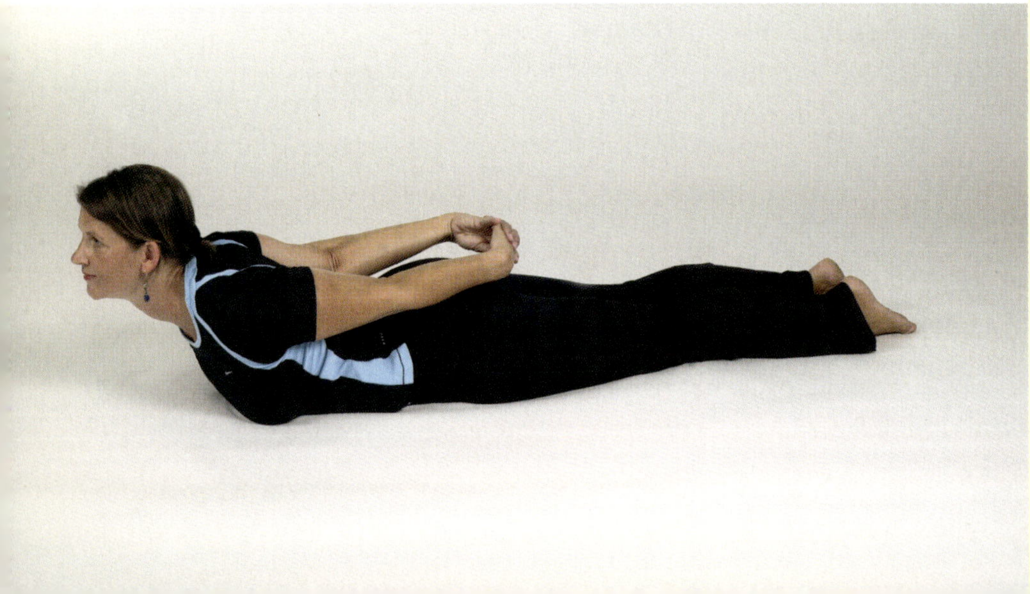

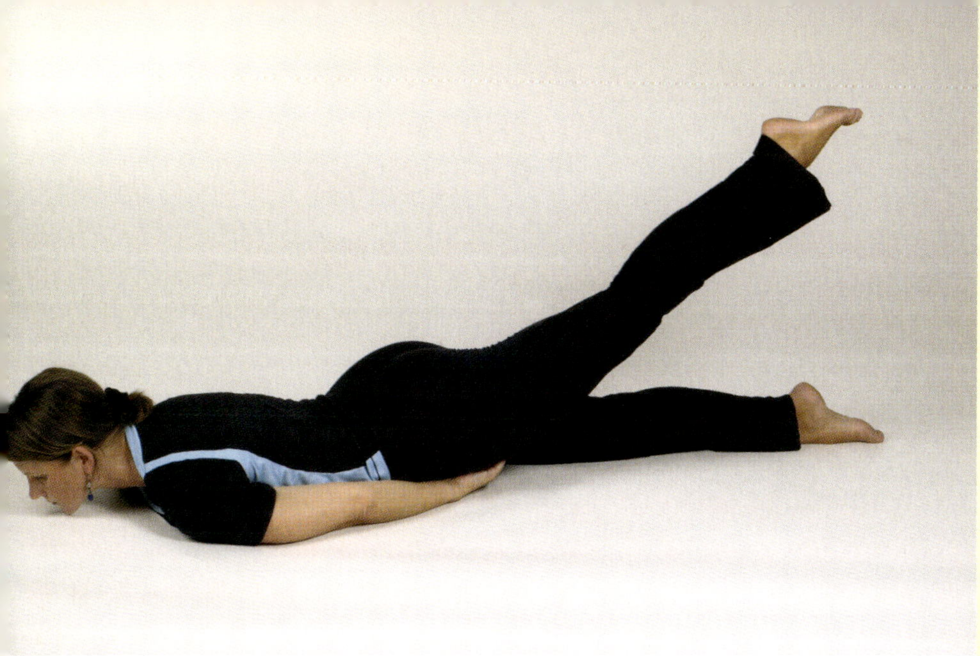

Halbe Heuschreckenhaltung

- Legen Sie sich auf den Bauch. Beide Beine sind gestreckt. Die Fußsohlen sind nach oben gerichtet, die Zehen nebeneinander.
- Legen Sie die geballten Hände unter die Oberschenkel oder finden Sie eine Stellung, die eine Art Hebel ermöglicht.
- Legen Sie das Kinn auf den Boden und strecken Sie es ein wenig nach vorne. Becken in den Boden drücken, Gesäß anspannen.
- Heben Sie nun das linke Bein gestreckt an. Das rechte Bein bleibt am Boden liegen. Bleiben Sie ein paar Atemzüge in dieser Haltung und legen Sie das Bein dann langsam wieder ab.
- Spüren Sie der Übung nach und wechseln Sie die Beinseite.

ÜBUNGSHINWEIS

Weichen Sie nicht mit dem Becken aus, indem Sie es drehen oder kippen. Das Bein muss ganz am Boden bleiben.

ATEM

Beim Anheben des Beines einatmen; gleichmäßig weiteratmen während der Übung. Beim Senken des Beines ausatmen.

AFFIRMATION

Ich glaube an meine Kraft im Rücken.

Wirkungsweise

→ Kräftigt den unteren Rücken und die Gesäßmuskulatur.
→ Massiert den Dickdarm, löst Verstopfung.
→ Gut bei Verdauungsbeschwerden.

*****Bei starkem Übergewicht legen Sie sich auf den Bauch, die Arme sind in einer beliebigen Position. Heben Sie das Bein nur ein wenig von der Unterlage ab. Wenn Ihnen eine dynamische Form leichter fällt, heben und senken Sie Ihr Bein insgesamt fünfmal und wechseln Sie dann die Beinseite. Beginnen Sie diese Übung ebenfalls zuerst mit dem linken Bein. Legen Sie Ihre Stirn entspannt auf Ihren Handflächen ab.

Heben der Beine

- → Legen Sie sich auf den Rücken. Ihre Arme liegen neben dem Körper. Die Handflächen zeigen nach unten. Ihre Beine liegen nebeneinander. Den unteren Rücken unbedingt in den Boden drücken.
- → Heben Sie das rechte Bein gestreckt nach oben. Die Fußsohle zeigt in Richtung Decke, der Fuß bleibt entspannt. Bleiben Sie für einen Moment in dieser Haltung.
- → Legen Sie dann langsam das Bein wieder ab. Wiederholen Sie diese Übung insgesamt fünfmal. Wechseln Sie dann das Bein und wiederholen Sie ebenfalls fünfmal.

ÜBUNGSHINWEIS

Führen Sie die Übung langsam und konzentriert durch. Achten Sie darauf, dass das Bein, das nach oben geht, ganz durchgestreckt ist. Sollten Sie Schwierigkeiten mit dem Anheben des Beines haben, gehen Sie nur so weit, wie es Ihnen derzeit möglich ist.

ATEM

Atmen Sie ein, während Sie das Bein anheben. Halten Sie den Atem für einen Moment an, während das Bein oben verharrt. Atmen Sie beim Ablegen des Beines aus.

AFFIRMATION

Ich kann mein Leben gut verdauen.

Wirkungsweise

- → Kräftigt die Bauch- und Unterleibsmuskulatur. Stärkt den Rücken, das Becken und die Beckenmuskulatur.
- → Das Verdauungssystem wird angeregt und die Organe in diesem Bereich werden massiert.
- → **Einschränkung:** Bei einem Bandscheibenvorfall, Rückenschmerzen im Lendenwirbelsäulenbereich und bei einer schwa-

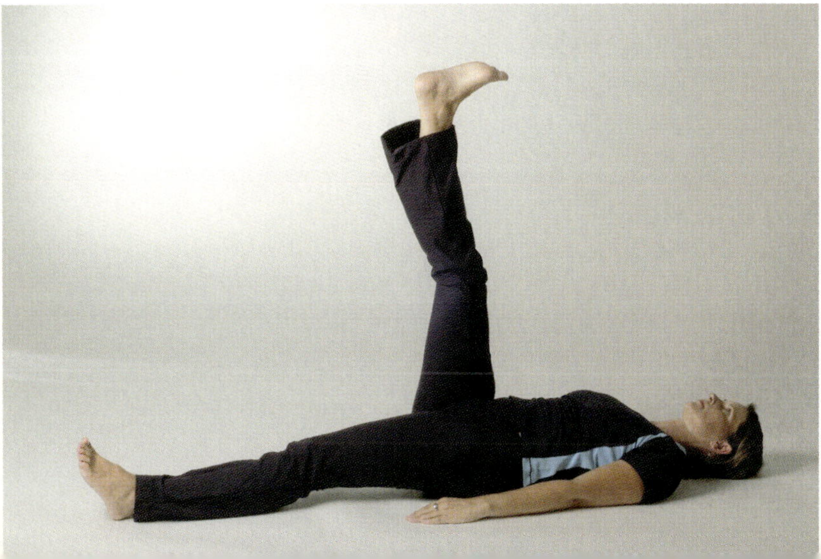

chen Bauch- und Rückenmuskulatur immer ein Bein aufgestellt lassen. Kräftigen Sie zuerst Ihre Rückenmuskulatur, dann können Sie diese Übung unbesorgt ausführen.

*****Bei starkem Übergewicht stellen Sie ein Bein auf und das andere Bein hebt sich. Gehen Sie mit dem gestreckten Bein nur so weit nach oben, wie es Ihnen derzeit möglich ist.

Beinverschluss

- Legen Sie sich auf den Rücken. Beugen Sie das rechte Bein und ziehen Sie es ganz zum Körper in Richtung Brust.
- Umfassen Sie mit den Armen Ihr Schienbein unterhalb des Knies. Verschränken Sie die Finger; das linke Bein liegt gestreckt auf der Unterlage.
- Heben Sie nun Kopf und Schulter an und versuchen Sie mit der Nase Ihr Knie zu berühren.
- Bleiben Sie drei bis fünf Atemzüge in dieser Haltung.
- Lösen Sie Ihre Finger und legen Sie Rücken, Schulter, Kopf und Bein wieder ab. Spüren Sie der Übung nach und wechseln Sie die Beinseite.
- Insgesamt zweimal mit jeder Seite wiederholen. Dann beide Beine ranziehen.

ATEM

Mit dem Einatmen das Bein und den Kopf anheben. Während der Übung gleichmäßig weiteratmen; ausatmend das Bein ablegen.

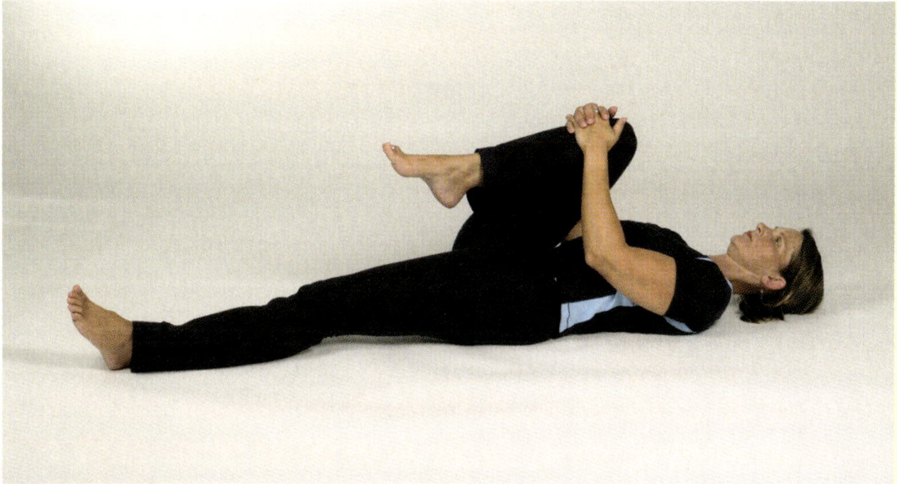

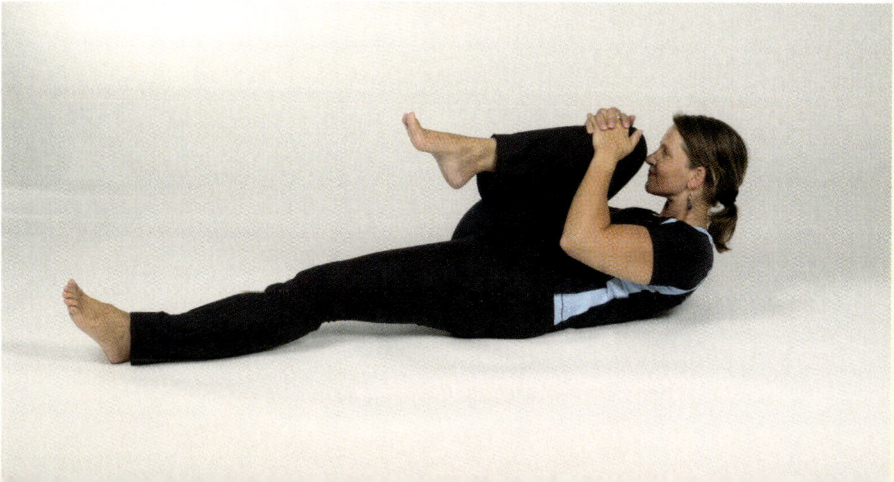

Wirkungsweise

- → Stärkt die Rückenmuskeln, dehnt die rückseitige Oberschenkelmuskulatur und die Gesäßmuskulatur.
- → Löst Verdauungsprobleme.

*****Bei starkem Übergewicht lassen Sie Ihren Kopf und die Schultern liegen, da eventuell Atemprobleme entstehen können. Greifen Sie mit beiden Händen zu Ihrem rechten Oberschenkel und ziehen Sie das gebeugte Bein so weit wie möglich zur Brust. Lassen Sie das andere Bein aufgestellt auf der Unterlage stehen.
Wechseln Sie das Bein. Bleiben Sie so lange in dieser Variante, bis Sie an Gewicht verloren haben und beweglicher geworden sind.

Krokodilübung

- Legen Sie sich auf den Rücken. Drücken Sie den unteren Rücken in den Boden. Stellen Sie beide Beine auf. Die Füße und die Knie stehen nebeneinander und sind geschlossen.
- Strecken Sie Ihre Arme waagrecht zur Seite. Sie sind in der Verlängerung der Schultern und bilden eine Linie. Die Handflächen sind nach unten gerichtet.
- Legen Sie nun beide Knie zur rechten Seite ab und drehen Sie Ihren Kopf zur linken Seite. Die Schultern bleiben am Boden.
- Bleiben Sie zwei bis drei Atemzüge in dieser Haltung. Kommen Sie zur Mitte zurück.
- Legen Sie dann die Beine zur linken Seite ab und den Kopf zur rechten Seite. In dieser Stellung ebenfalls zwei bis drei Atemzüge bleiben. Danach zur Mitte zurückkommen.
- Lassen Sie Ihre Beine nach vorne rutschen, die Arme liegen neben

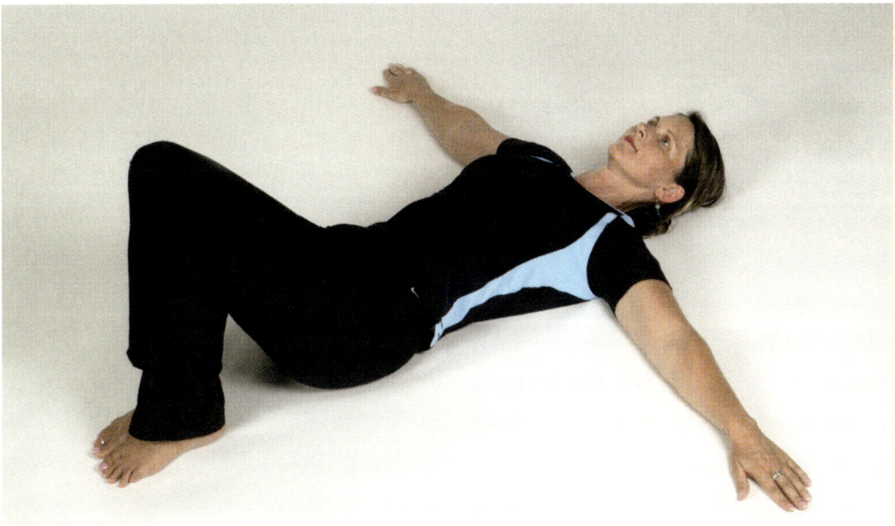

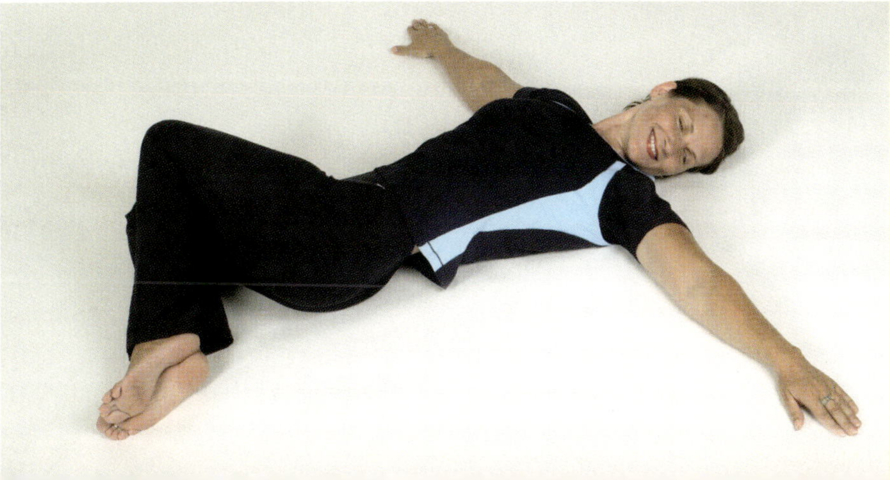

dem Körper. Spüren Sie der Übung nach.

ÜBUNGSHINWEIS

Achten Sie darauf, dass Ihre Arme waagrecht liegen und Ihre Schultern entspannt sind. Die Füße und die Knie sollten beim Ablegen geschlossen bleiben.
Sie können diese Übung mehrmals wiederholen. Sie kann den unteren Rücken sehr dehnen. Drücken Sie ihn deshalb vor und nach der Übung ganz bewusst in den Boden.

ATEM

Mit dem Ausatmen die Beine zur Seite ablegen; einatmend zur Mitte zurück.

AFFIRMATION

Ich spüre die Flexibilität in meiner Wirbelsäule.

*****Bei starkem Übergewicht legen Sie Ihre Füße und Knie so ab, dass Sie bequem liegen. Wenn Sie Ihre Beine seitlich nicht ablegen können, legen Sie sich eine dicke Decke oder Kissen an die Seite. Versuchen Sie mit Ihren Beinen bis zu dieser Decke zu kommen.

Beckenhebeübung

- → Legen Sie sich auf dem Rücken. Beugen Sie Ihre Beine und ziehen Sie sie so nah wie möglich zum Gesäß heran. Die Füße sind aufgestellt.
- → Strecken Sie Ihre Arme nach oben und legen Sie sie nach hinten ab. Strecken Sie Ihre Fingerspitzen weit nach hinten.
- → Spannen Sie Ihr Gesäß fest an und heben Sie es so weit wie möglich nach oben.
- → Atmen Sie tief ein und aus, insgesamt drei bis fünf Atemzüge lang.
- → Senken Sie dann das Becken und bringen Sie Ihre Arme wieder nach vorne, neben Ihrem Körper.

ATEM

Beim Anheben des Beckens einatmen, während der Übung tief ein- und ausatmen, beim Ablegen des Beckens ausatmen.

AFFIRMATION

Mein Körper ist leicht und beweglich.

Wirkungsweise

- → Kräftigt die Bein-, Gesäß-, Rücken- und die Bauchmuskulatur.
- → Dehnt die Armmuskulatur und die Finger.
- → Regt die Verdauung an.

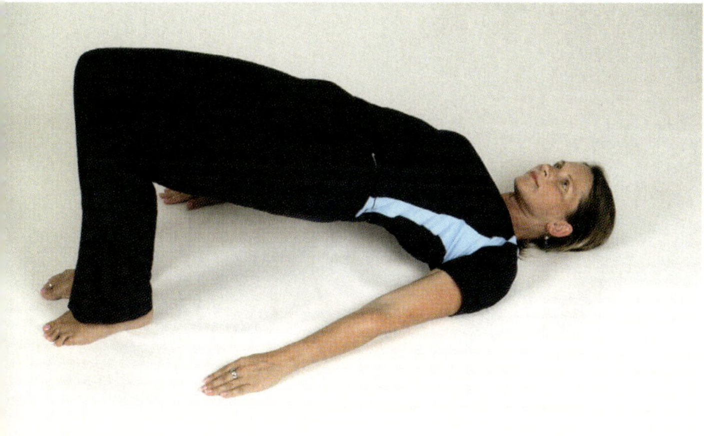

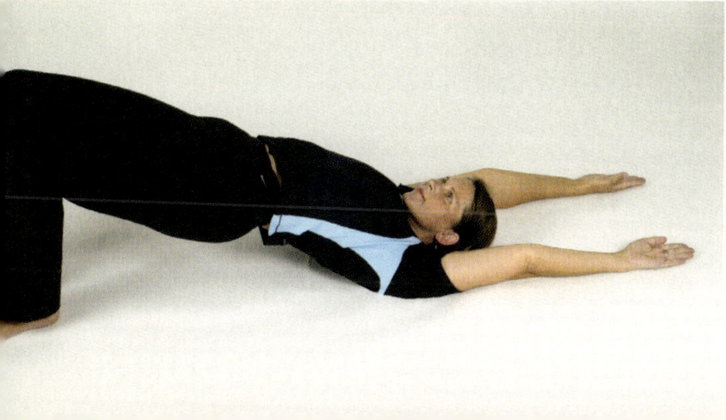

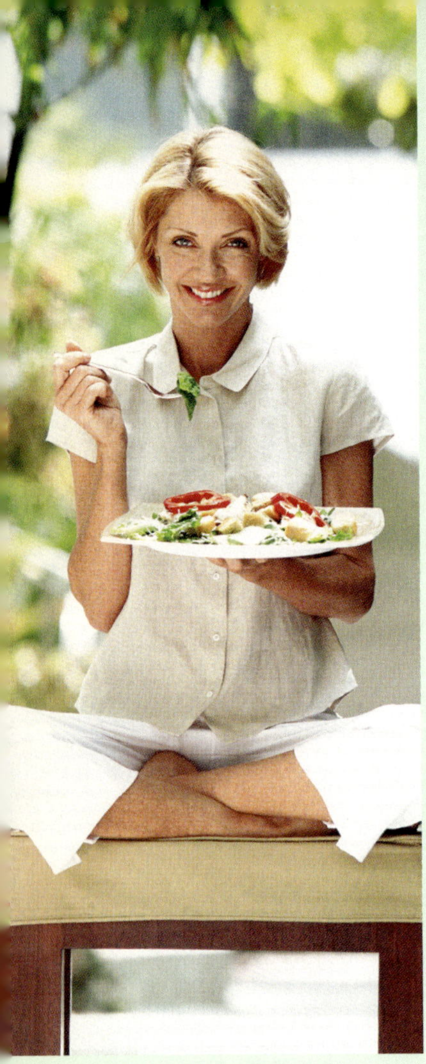

Sinnvolle Ernährung

Die Ernährung spielt im Yoga eine wesentliche Rolle, denn hier wird der Körper als Fahrzeug der Seele angesehen. Besonders entscheidend ist aber nicht nur, was der Mensch isst, sondern auch wie er die Nahrung zu sich nimmt.

Harmonie beim Essen und Ruhen,
beim Schlafen und Wachen. –
Perfektion in all unserem Tun.
Das ist Yoga,
das uns von allen Schmerzen befreit.
Bhagavadgita

Im Yoga wird der Körper als das Gefährt der Seele betrachtet. Darum behandeln Menschen, die intensiv Yoga praktizieren, den Körper respektvoll und sorgsam. Wie in allen spirituellen Traditionen haben sich im Umgang mit dem Körper und in der Ernährung verschiedene Schulen und Meinungen gebildet. Einige davon lehnen den Konsum von Fleisch, Zucker, Zwiebeln und Knoblauch vollkommen ab. Andere wiederum betonen, dass es vor allen Dingen um die Geisteshaltung geht, mit der man isst. Denn was dem einen Menschen schadet, kann für einen anderen Organismus eine wertvolle Ergänzung sein. Man sollte deshalb auch nicht blind den Vorschriften anderer folgen, sondern immer wieder für sich selbst überprüfen, was dem eigenen Körper gut tut. Natürlich gibt es Nahrungsmittel, die eine Harmonie zwischen Körper, Geist und Seele nachteilig beeinflussen. Essen Sie zum Beispiel zwar stets mit Genuss und Achtsamkeit, aber immer nur Sahnekuchen, wird sich diese Ernährung im Laufe der Zeit negativ auf Ihren Organismus auswirken, da eine einseitige Ernährung auf Dauer schädlich ist. Wirklich wichtig ist jedoch herauszufinden, welche Wirkung das Essen auf unseren Körper, unseren Geist und unsere Seele hat. Die Ernährung ist eine Entdeckungsreise und ein fortlaufender Lernprozess. Jede Veränderung der Lebensweise führt auch zu einer Ernährungsveränderung.

Yogische Ernährung

In den alten Yoga-Schriften werden drei Arten von Nahrungsmitteln erwähnt. *Sattvische* (reine Nahrungsmittel), *rajasige* (anregende Nahrungsmittel) und *tamasige* (ermüdende Nahrungsmittel). Diese Lebensmittel wirken sich nicht nur auf unser körperliches Wohlergehen aus, sondern spiegeln sich auch in unserer seelischen Befindlichkeit wider.

SATTVA. Alles leichte, wohlbekömmliche, reine und lichte. Sattvische Nahrungsmittel sind natürlich herangewachsen, frisch geerntet und naturbelassen. Sie führen dem Körper Energie zu, anstatt ihn unnötig zu belasten. Durch diese Nahrung erfährt der Mensch Vitalität und Gesundheit. Sie sorgen für eine vollständige Verdauung, aktivieren den Stoffwechsel und verbessern Ihr Wohlbefinden. Durch sattvige Ernährung wird der Geist rein und ruhig. Menschen mit viel Sattva sind tolerant, wahrheitsliebend und verständnisvoll und befinden sich in einer ausgewogenen Gemütsverfassung. Für sehr weit fortgeschrittene Yogis ist eine sattvische Ernährungsweise Pflicht. Allen anderen wird eine Ernährungsweise empfohlen, die zu 60 bis 80 Prozent aus sattvischen Nahrungsmitteln besteht. Da man unter Sattva das positive, aufbauende Prinzip der Natur versteht, beinhaltet es einen bewussten Umgang mit Nahrungsmitteln, der sowohl die sorgfältige Auswahl als auch die Verarbeitung und Zubereitung der Lebensmittel umfasst. Sattvische Nahrungsmittel sind auf dem Weg zum Wohlfühlgewicht unerlässlich und eine große Hilfe für den Stoffwechsel.
Zu sattvischen Nahrungsmitteln zählen u. a.: Weizen, Roggen, Hirse, Sojabohnen, Mandeln, Haselnüsse, Walnüsse, Leinsamen, Sesam, Sojabohnen, Spargel, Kartoffeln, Avocado, Broccoli, Gurken, Zucchini, alle süßen und reifen Früchte, Kuhmilch, Lassi, Ghee (geklärte Butter), Wasser, reine Fruchtsäfte.

RAJAS. Unter rajasigen Lebensmitteln versteht man alles, was anregt, aufputscht und unruhig macht. Rajasige Lebensmittel sind zwar auch unbelastet und frei von Schadstoffen, doch sorgen ihre aktivierenden Wirkungen für Hyperaktivität und Unruhe. Außerdem können sie Ärger, Gereiztheit, Aggressionen und Ungeduld erzeugen und fördern mitunter eine

übermäßige Sexualität. Im positiven Sinne verstärken Rajas die Durchsetzungskraft sowie Mut und Antriebskraft. Für Menschen, die zu Trägheit neigen, können diese Nahrungsmittel durchaus empfehlenswert sein, jedoch sollten sie nur 30 Prozent der Gesamtnahrungszufuhr ausmachen. Vor allem bei Stress oder Burn-out-Syndrom können sie sich sehr negativ auf Körper und Geist auswirken, zumal sie auch den Körper übersäuern und infolgedessen nicht gerade zum Wohlbefinden beitragen. Werden diese Nahrungsmittel jedoch in Maßen und bewusst in den täglichen Speiseplan mit einbezogen, sind sie durchaus nützlich, um gegen das Übergewicht anzugehen.
Zu rajasigen Nahrungsmitteln zählen u. a. Kresse, Rettich, Knoblauch, Zwiebeln, Paprika, Tomaten, alle sauren und süßsauren Früchte, Buttermilch, Frischkäse, Joghurt, Kefir, alter salziger Käse, Kaffee, Sekt und schwarzer Tee.

TAMAS. Unter tamasiger Nahrung versteht man alles dunkle, träge und schwere. Hierzu zählen schwer verdauliche, zerkochte und denaturierte, sowohl fermentierte, angebrannte, gebratene, mehrfach aufgewärmte Lebensmittel, industriell hergestellte Fertigprodukte mit Konservierungsstoffe, Süßigkeiten und Kuchen mit raffiniertem Zucker. Auch Alkohol und Drogen fallen unter diese Kategorie. Durch tamasige Nahrung kann ein Mensch träge, faul und lethargisch werden; ein übermäßiges Schlafbedürfnis und Dumpfheit im Wachzustand wird ebenfalls der tamasigen Nahrung zugeschrieben. Menschen, die sich in erster Linie tamasisch ernähren, ist häufig das Feinempfinden für seelische und körperliche Bedürfnisse abhanden gekommen. Der Anteil tamasiger Lebensmittel am täglichen Essen sollte nicht mehr als 10 Prozent betragen. Idealerweise sollte man auf diese Lebensmittel ganz verzichten, da sie das Übergewicht fördern.
Als tamasige Nahrungsmittel bezeichnet man u. a. Pilze, alle tierischen Wurstsorten, alle tierischen Fleischprodukte, verarbeitete Lebensmittel wie raffinierten Zucker, Konservennahrung, Weißmehlprodukte und H-Milch. Bei den Getränken sind es Colagetränke, Limonade und hochprozentiger Alkohol.

WOHLTUENDE GETRÄNKE. Ebenfalls wichtig für eine gesunde, yogische Ernährung sowie für unser körperliches und geistiges Wohlbefinden ist, viel Flüssigkeit zu sich zu nehmen. Es muss nicht immer Kaffee sein, um morgens wach zu werden! Eine köstliche Tasse Gewürz- oder Kräutertee kann Sie genauso erfrischen wie eine Tasse gerösteter Kaffee, der ja zu den rajasigen Nahrungsmitteln zählt. Besonders empfehlenswert sind: Wasser, Kräutertees oder indische Gewürztees. Für die Inder fungieren Gewürze nicht nur als Geschmacksverstärker, sondern auch gleichzeitig als Heilmittel. Ingwer zum Beispiel beugt Herz- und Kreislauferkrankungen vor. Kardamom, Koriander und Senfkörner sowie Kümmel und Zimt wirken appetitanregend und verdauungsfördernd; Gewürznelken haben antiseptische Eigenschaften.

Ein genussvoller Speiseplan

Bei der Zusammensetzung eines genussvollen Speiseplans spielt nicht nur die Nahrung selbst eine Rolle. Auch die Art und Weise, wie sie zu sich genommen wird, ist ein wesentlicher Bestandteil einer ausgewogenen Ernährungsweise. Zwar kann man Nahrungsmittel als Leben spendend oder Leben hemmend beurteilen, aber selbst die besten Ernährungsempfehlungen sind nur dann sinnvoll, wenn sie als ermutigende Richtlinien aufgefasst werden und nicht als strikt einzuhaltende Regeln. Denn Essen hat einen starken Einfluss auf die Gemütsverfassung, und ein Essen in guter Stimmung steigert die Verdauungstätigkeit, was wiederum das Wohlbefinden enorm beeinflusst. Um wirklich genussvoll zu essen, ist es sinnvoll, Ihre Nahrung mit Liebe, Sorgfalt, Achtsamkeit und Einfallsreichtum auszuwählen und sie dementsprechend auch zuzubereiten. Denn die Freude am Erlebnis des Essens führt Sie letztlich zu Ihrem Wohlfühlgewicht. Wenn Sie abnehmen möchten, egal ob ein Pfund oder fünf Kilo, müssen Sie zuerst an Ihrer Einstellung arbeiten. Folgende Fragen können Sie darin unterstützen, sich Ihre eigene Einstellung zum Essen etwas zu verdeutlichen:

- Wie wichtig sind mir gesunde Nahrungsmittel?
- Wie viel Zeit nehme ich mir zum Kochen?
- Wie viel Zeit nehme ich mir zum Essen?
- Wo bin ich mit meinen Gedanken, wenn ich esse?
- Warum esse ich mehr, als mir gut tut?
- Esse ich zur Belohnung oder zur Bestrafung?

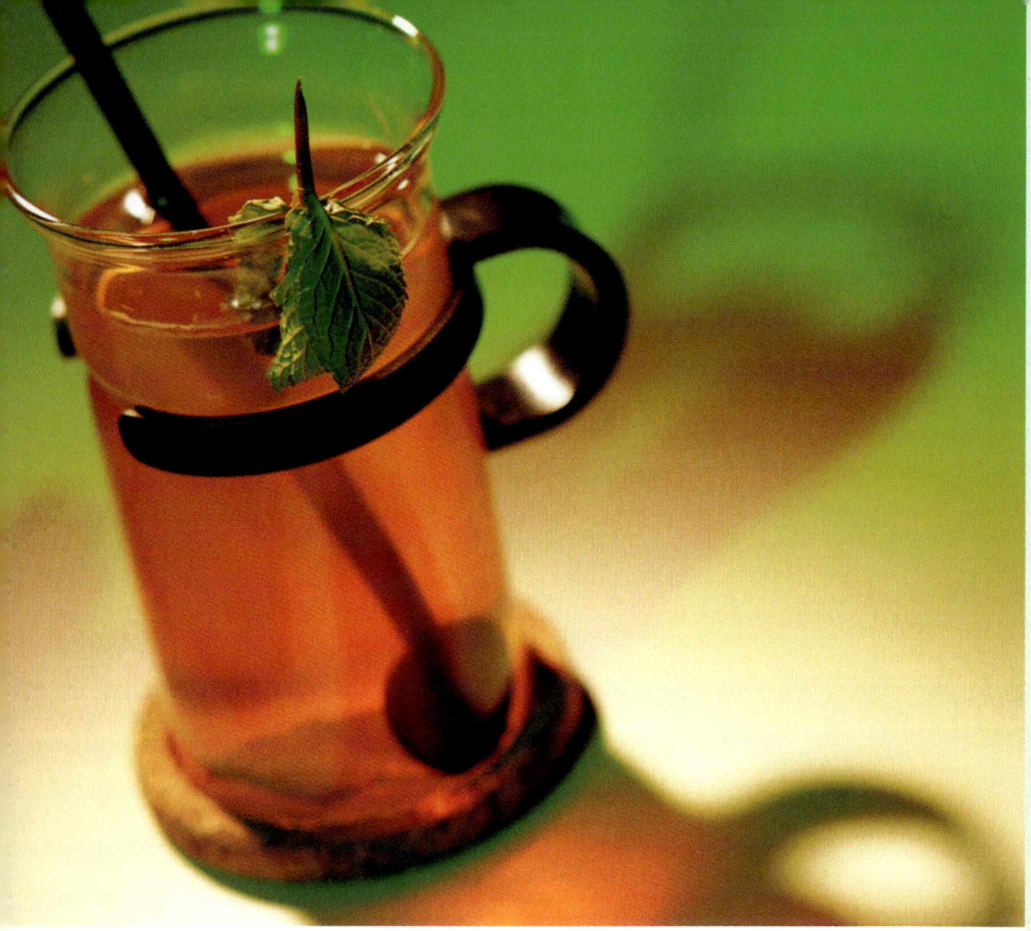

Wie in allem, so kann Sie auch bei der Ernährung der Weg der Mitte am besten darin unterstützen, zu Ihrem Wohlfühlgewicht zu gelangen. Das heißt, wenn Sie Schokolade essen möchten, dann sollten Sie sie nach Herzenslust und mit Genuss essen und sich nicht dafür verurteilen. Gleichzeitig sollten Sie ihren Körper aber auch mit gesunder, sattviger Nahrung verwöhnen. Im Folgenden sind die wichtigsten Nährstoffe aufgeführt, die Sie darin unterstützen können, gesund und trotzdem lustvoll abzunehmen.

Die wichtigsten Energielieferanten

Die wichtigsten Nährstoffe sind Kohlenhydrate, Fette und Eiweiß, mit denen ein täglicher Kalorienbedarf von durchschnittlich 2000 bis 2500 kcal gedeckt werden muss. Kohlenhydrate sind die wichtigsten Energielieferanten für unseren Körper. 60 Prozent unserer Gesamtenergiezufuhr eines Tages sollte aus komplexen Kohlenhydraten bestehen, die vorwiegend in Reis, Nudeln, Kartoffeln, Brot, Müsli, Hülsenfrüchten, Gemüse und Obst vorhanden sind.

Komplexe Kohlenhydrate in ihrer Ganzheit werden vom Körper restlos in Glykogen umgewandelt und liefern vorwiegend Energie für unsere Muskulatur. Die Muskulatur spielt wiederum bei der Fettverbrennung eine zentrale Rolle. Viele verzichten jedoch auf komplexe Kohlenhydrate, da sie glauben, dadurch zuzunehmen – oftmals nimmt man aber erst ab, wenn sie auf dem Speiseplan erscheinen.

Die Ursache des Übergewichtes ist jedoch in erster Linie Fett in Kombination mit Zucker (einfache oder leere Kohlenhydrate) und mangelnde oder gar keine Bewegung. Einfache oder leere Kohlenhydrate kann unser Körper nicht völlig verbrennen und lagert sie als Fett ab. Für den Organismus ist es kein großer Aufwand, Nahrungsfett in körpereigenes Fett umzuwandeln. Daher nimmt man bei übermäßigem Verzehr von Süßigkeiten sehr schnell zu.

Somit ist es ein Trugschluss zu glauben, lieber einen Riegel Schokolade (mengenmäßig wenig) statt Nudeln mit Tomatensoße (mengenmäßig mehr) zu essen, wenn man abnehmen will: Nicht die Menge spielt eine Rolle, sondern die Zusammensetzung der Nährstoffe.

Kohlenhydratreiche Nahrungsmittel (sattvig) sind zum Beispiel Teigwaren (Spaghetti, Makkaroni und alle Nudelsorten aus Hartweizengrieß ohne Ei), Getreidekörner (Weizen, Roggen, Hafer, Buchweizen, Gerste, Hirse, Dinkel, Basmatireis, Naturreis), Kartoffeln, auch Süßkartoffeln, Haferflocken, Weizenflocken, Müsli, Cornflakes (nur aus dem Naturkostladen, da in herkömmlichen Müsli überwiegend Zucker enthalten ist), Hülsenfrüchte (braune und rote Linsen, Bohnen aller Art, Erbsen), Vollkornprodukte (Vollkornkekse, Haferkekse, Vollkornpfannkuchen, Vollkornbrot, Dinkelbrot, Dinkeltoastbrot).

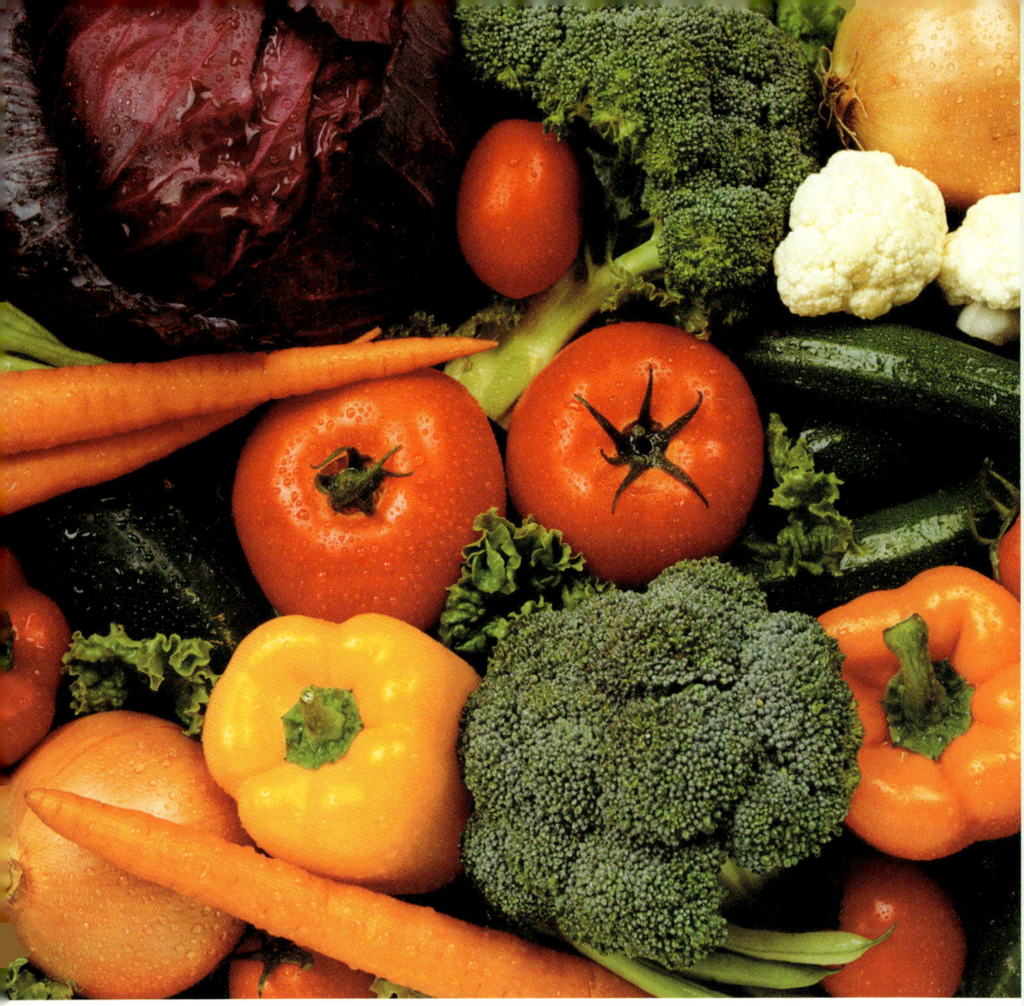

Fette

Fette spielen als Bestandteil unserer Nahrung eine wichtige Rolle, da sie 25–30 Prozent unseres Energiebedarfes decken. In ihrer natürlichen Form bieten sie sich uns in Nüssen, Oliven und den Samen der Ölfrüchte wie Sonnenblumenkernen oder Kürbiskernen usw. an. Kaltgepresste Öle, die aus diesen Früchten hergestellt werden, sind am zuträglichsten und nahrhaftesten. Alle Pflanzenöle wie zum Beispiel Olivenöl, Sesamöl, Distelöl oder Leinöl enthalten außerdem die so genannten essenziellen Fettsäuren, die der Organismus unbedingt benötigt und selbst nicht herstellen kann. Außerdem werden die Fettsäuren in einfach ungesättigte, wie z. B. Olivenöl, und mehrfach ungesättigte Fettsäuren in fast allen Pflanzenölen eingeteilt. Der Unterschied liegt darin, dass sich die mehrfach ungesättigten Fettsäuren zum Erhitzen anbieten und daher

zum Braten geeignet sind. Einfach ungesättigte Fettsäuren sollten nur leicht erhitzt werden, da sonst wertvolle Inhaltsstoffe verloren gehen.
Tierische Fette weisen nur gesättigte Fettsäuren auf, die schwer verdaulich sind, in Fettpolstern abgelagert werden und den Cholesterinspiegel erhöhen. Bei übermäßigem Verzehr von Fleisch, Fisch und Eiern finden im Darm des Menschen Fäulnisprozesse statt, die die Hauptverantwortung für Verdauungsstörungen tragen. Kein Wunder also, dass pflanzliche Fette zur sattvigen und die tierischen Fette zur tamasigen Kategorie zählen. Bei dem Wunsch, das Gewicht zu reduzieren, empfiehlt es sich deswegen auch, als Erstes den Konsum von Fleisch, Wurst und Käse zu reduzieren.

Eiweiß

Die restlichen 10–15 Prozent unseres Energiebedarfes decken die Eiweiße. Eiweiße dienen als Baustoffe und sind für den Aufbau und Erhalt von Körpersubstanz wichtig. Sie bilden die Strukturelemente für Muskelfasern, Knorpel, Knochen, Sehnen und Haut. Hülsenfrüchte wie Linsen, Bohnen, Erbsen usw. haben einen sehr hohen Anteil an pflanzlichem Eiweiß. Zusammen mit frischem Gemüse und Salaten aller Art sowie Quark, Milch und Joghurt in Maßen, decken sie den täglichen Eiweißbedarf. Hinzugefügte Kräuter und Gewürze regen die Verdauung an und sorgen für ein geschmackvolles Essen. Durch Nahrung, die einen hohen Anteil an pflanzlichem Eiweiß enthält, wird der Stoffwechsel angeregt, der Fettabbau erleichtert und der Appetit geregelt.
Eiweißreiche Nahrungsmittel sind außerdem Gemüse, Salate, Obst, Kräuter, Nüsse in geringer Menge, da sie relativ fettreich sind, Milchprodukte (Joghurt, Milch, Quark), Geflügel (in Maßen), Fisch (in Maßen)

Zur richtigen Zeit am richtigen Ort

Zeitpunkt und Ort der Mahlzeit spielen auf dem Weg zum Wohlfühlgewicht natürlich auch eine wichtige Rolle. Grundsätzlich sind drei Mahlzeiten über den Tag verteilt eingenommen sinnvoller als viele kleine Mahlzeiten, da Zwischenmahlzeiten den Insulin-

spiegel anheben und sich dadurch ein konstantes Hungergefühl einstellt.
Für den Körper ist es am gesündesten, wenn die Hauptmahlzeiten mit dem Mittagessen abgeschlossen sind und am Abend eine leichte, kohlenhydrathaltige Mahlzeit eingenommen wird. Schweres, fettes und unverdauliches Essen am Abend belastet den Körper und vor allem den Verdauungsapparat.
Für den Organismus ist es ungesund, den ganzen Tag zu hungern und sich am Abend mit Heißhunger über den Kühlschrank herzumachen. Menschen mit Gewichtsproblemen essen oft sehr unregelmäßig oder haben das Gefühl, keine Zeit zum Essen zu haben. Die Arbeit hält sie lange davon ab, sich eine Pause zu gönnen und in Ruhe zu essen. Irgendwann wird das Hungergefühl so groß, dass man es nicht mehr verdrängen kann und schnell etwas Süßes isst oder auf Fast Food zurückgreift, um den Hunger rasch zu stillen.
Wenn man nach einem langen Arbeitstag nach Hause kommt und der Kühlschrank leer ist, greift man schnell zur Pizza oder zum Fertiggericht aus der Tiefkühltruhe – und tut sich und seinem Körper vielleicht auf den ersten Moment einen Gefallen, weil man satt ist. Langfristig aber bleibt ein Gefühl der Unzufriedenheit, da weder Körper noch Geist und Seele wirklich befriedigt sind.
Grundnahrungsmittel wie Nudeln, Reis, Linsen und Kartoffeln sollten in keinem Haushalt fehlen. Auch frisches Gemüse und Salate halten sich gut verpackt einige Tage im Gemüsefach. Haben Sie sattvige Nahrungsmittel im Haus oder mit zur Arbeit genommen, brauchen Sie nicht auf ungesunde und für den Körper schädliche Notlösungen zurückgreifen. Alles was es dazu braucht, ist ein bisschen Planung.
Beantworten Sie sich folgende Fragen:

→ **WANN** ist der beste Tag, um einzukaufen?
→ **WANN** stehe ich morgens auf, um eventuell mein Mittagessen vorzubereiten?
→ **WANN** esse ich am liebsten?
→ **WANN** bekommt mir Essen am besten?
→ **WANN** ändere ich meine Ernährungsmuster?

Gehen Sie gerne stilvoll essen, oder nehmen Sie sich lieber auf dem Nachhauseweg etwas von der Tankstelle, aus dem Supermarkt oder von einem Schnellimbiss mit nach Hause? Essen Sie dann beim Fernsehen, Zeitunglesen oder beim Telefonieren? Oder schlingen Sie die Mahlzeit zwischen Tür und Angel schnell noch hinunter?
Sie sollten sich für das Essen stets Zeit nehmen und sich an einen Ort

setzen, wo Sie nichts anderes tun, als zu essen – besonders wenn Sie abnehmen möchten. Kochen Sie auch für sich, wenn Sie alleine sind, und bereiten Sie Ihr Essen selbst zu. Denn nur dann können Sie wirklich wissen, welche Nahrungsmittel Sie zu sich nehmen.

Überprüfen Sie auch, wo Ihre Gedanken sind, während Sie kochen und essen. Bleiben Sie mit Ihrer Aufmerksamkeit ganz bei dem, was Sie gerade tun. Wenn Sie kochen, dann kochen Sie, und wenn Sie essen, dann versuchen Sie, nichts anderes zu tun, als zu essen. Das ist der Yogaweg. Sie können Yoga überall praktizieren, ob Sie nun Körperübungen machen oder Essen zubereitetn.

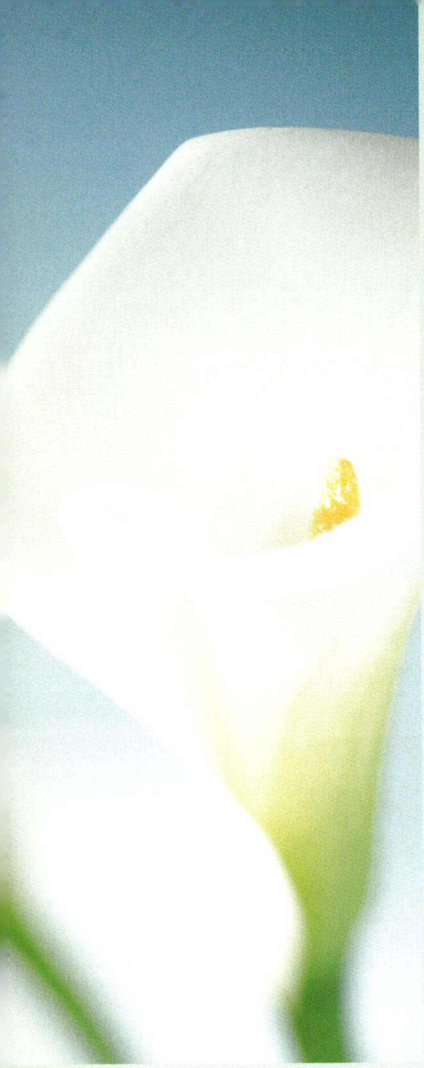

Das Vier-Wochen-Yogaprogramm

Für das nachfolgende Vier-Wochen-Yogaprogramm benötigen Sie täglich ungefähr 30 Minuten. Sollten Sie das Gefühl haben, dass Ihnen diese halbe Stunde zu viel ist, dann können Sie es natürlich dementsprechend kürzen. Auf jeden Fall sollten Sie aber darauf achten, dass in Ihrem täglichen Übungsprogramm immer auch die Körperübungen enthalten sein sollten. Um einen Erfolg zu verspüren, ist es empfehlenswert, das Programm dreimal pro Woche komplett durchzuführen, bei gleichzeitiger Ernährungsumstellung. Zur Unterstützung ist es sehr sinnvoll, wenn Sie einen täglichen konzentrierten Spaziergang in Ihren Alltag einfließen lassen könnten. Hier sind bereits 15 bis 30 Minuten ausreichend. Während des Spazierganges können Sie die Bauchatmung ausführen und aufmerksam die Natur beobachten. Sollten Sie keine Zeit dafür haben, könnten Sie zum Beispiel, morgens auf dem Weg zur Arbeit eine U-Bahn- oder Bushaltestelle eher aussteigen, um das letzte Stück zur Arbeit bewusst zu Fuß zurückzulegen.

Erste Woche

- Ankommen (Seite 54)
- Dehnübung im Liegen (Seite 54)
- Dynamische Entspannung (Seite 56 f.)
- Vorbereitende Übungen für die Füße (Seite 71)
- Vorbereitende Übungen für Hals, Nacken, Schultern (Seite 71)
- Heben der Hände (Seite 73 f.)
- Gebetshaltung (Seite 85)
- Brustkorbdehnung seitlich (Seite 78 f.)
- Kurze Entspannungsübungen vor den Asanas (Seite 55)
- Die Katze (Seite 107 f.)
- Demutshaltung, Variante 3 (Seite 111)
- Die Zange, Variante 1 (Seite 96 f.)
- Beckenhebeübung (Seite 125)
- Endentspannung (Seite 57 f.)
- Sitzhaltung einnehmen (Seite 28 f.)
- Bauchatmung (Seite 38 f.)

Beenden Sie Ihre Yogastunde mit einem Moment der Stille.

Zweite Woche

- → Ankommen (Seite 54)
- → Dehnübung im Liegen (Seite 54)
- → Kurze Entspannung vor den Asanas (Seite 55)
- → Vorbereitende Übungen für das Becken (Seite 71)
- → Vorbereitende Übungen für Hals, Nacken, Schultern (Seite 71)
- → Der Berg (Seite 75)
- → Armstreckung (Seite 86 f.)
- → Schwung aus dem Stehen (Seite 92 f.)
- → Kurze Entspannungsübungen vor den Asanas (Seite 55)
- → Der Tiger (Seite 109 f.)
- → Demutshaltung, Variante 1 oder 3 (Seite 111)
- → Die Zange, Variante 2 (Seite 96 f.)
- → Venenpumpe (Seite 82)
- → Beckenhebeübung (Seite 125)
- → Endentspannung (Seite 59)
- → Sitzhaltung einnehmen (Seite 28 f.)
- → Bauchatmung (Seite 38 f.)

Beenden Sie Ihre Yogastunde mit einem Moment der Stille.

Dritte Woche

- Ankommen (Seite 54)
- Dehnübung im Liegen (Seite 54)
- Dynamische Entspannung (Seite 56 f.)
- Vorbereitende Übungen für das Becken (Seite 71)
- Vorbereitende Übungen für Hals, Nacken, Schultern (Seite 71)
- Die Palme (Seite 76 f.)
- Das Dreieck (Seite 90 f.)
- Schwung aus dem Stehen (Seite 92 f.)
- Kurze Entspannungsübungen vor den Asanas (Seite 55)
- Halbe Rückendrehung, Variante 1 (Seite 102)
- Die Zange, Variante 3 (Seite 96 ff.)
- Kobra, Variante 3 (Seite 113 ff.)
- Tigerentspannung (Seite 60 ff.)
- Sitzhaltung einnehmen (Seite 28 f.)
- Wechselatmung (Seite 39)

Beenden Sie Ihre Yogastunde mit einem Moment der Stille.

Vierte Woche

- Ankommen (Seite 54)
- Dehnübung im Liegen (Seite 54)
- Kurze Entspannung vor den Asanas (Seite 55)
- Vorbereitende Übungen für das Becken (Seite 71)
- Vorbereitende Übungen für Hals, Nacken, Schultern (Seite 71)
- Die Palme (Seite 76 f.)
- Brustkorbdehnung seitlich (Seite 78 f.)
- Kurze Entspannungsübungen vor den Asanas (Seite 55)
- Sitzende Ganzkörperkräftigung (Seite 105 f.)
- Beinverschluss (Seite 121 f.)
- Halbe Heuschreckenhaltung (Seite 117 f.)
- Demutshaltung, Variante 1 oder 3 (Seite 111)
- Heben der Beine (Seite 119 f.)
- Endentspannung (Seite 59)
- Sitzhaltung einnehmen (Seite 28 f.)
- Bauchatmung (Seite 38 f.)
- Wechselatmung (Seite 39)

Beenden Sie Ihre Yogastunde mit einem Moment der Stille.

Dieser Vier-Wochen-Plan soll Ihnen als eine lustvolle Erleichterung auf dem Weg zu Ihrem Wohlfühlgewicht dienen. Versuchen Sie, so spielerisch wie möglich an dieses Programm heranzugehen, ohne das Gefühl zu haben, täglich üben zu müssen.
Anleitungen wie das hier vorgestellte Programm erleichtern den Einstieg ins Yoga. Mit der Zeit können Sie ganz eigenständig Ihr eigenes Yogaprogramm zusammenstellen. Bei der Zusammenstellung eines eigenen Übungsprogramms sollten Sie darauf achten, nicht nur Übungen zu machen, die Ihnen besonders viel Freude bereiten. Bauen Sie nach Möglichkeit auch immer wieder Übungen ein, die Ihnen schwerer fallen. Meistens helfen uns diese Übungen dann besonders dabei, uns auf allen Ebenen wohl zu fühlen.
Versuchen Sie, die verschiedenen Übungen mit möglichst großer Konzentration und so bewusst und aufmerksam wie möglich durchzuführen. Denn dann bringen Sie Ihren Geist hier schon zur Ruhe.
Wir wünschen Ihnen beim Erlernen von Yoga und bei der Durchführung des Vier-Wochen-Programms viel Spaß und Freude.

Gudrun Huber & Doris Iding

Anhang

Dank

Ich möchte mich ganz herzlich bei Anna Röcker, Ines Fischer-Wernthaler und Dr. Barbara Forstmeier für die Yoga-Ausbildung bedanken. Durch Ihre freudvolle und gelassene Art des Lehrens haben Sie meinem westlichen Geist den Zugang zu dieser tiefen östlichen Philosophie geöffnet.
Ganz besonders bedanke ich mich bei Anna Röcker für das Vorwort, über welches ich mich sehr gefreut habe, da Sie über ein tiefes Wissen über Yoga verfügt.
Ein ganz großes Dankeschön an Ines Fischer-Wernthaler, die mich während einer Mittagspause auf die Idee dieses Buches gebracht hat.
Mein größter Dank gehört jedoch Doris Iding, ohne deren Begleitung und Unterstützung dieses Buch nicht hätte geschrieben werden können.
Zuletzt möchte ich mich auch bei meinem Mann und bei meiner Tochter bedanken, die diesen heißen Sommer weitgehend alleine verbringen mussten, da ich mit diesem Buch beschäftigt war.
Gudrun Huber

Mein Dank geht an Gudrun Huber für die fruchtbare und schöne Zusammenarbeit.
Doris Iding

Unser gemeinsamer Dank gilt Christine Thaler für die Durchsicht des Buchskriptes sowie Susanne Holzmann, unserer Fotografin, für die gute Zusammenarbeit. Danke!

Gudrun Huber & Doris Iding

Literatur

Bäumer, Bettina: Patanjali. Die Wurzeln des Yoga. Die klassischen Lehrsprüche des Patanjali die Grundlage aller Yoga-Systeme. O. W. Barth Verlag München, 1995

Bustorf-Hirsch, Maren: Die feine Vollwertküche, Falken Verlag Niedernhausen, 1987

Desikachar, T. K. V.: Über Freiheit und Meditation. Das Yoga-Sutra des Patanjali. Eine Einführung. Via Nova Verlag, 2003

Füngers, Elisabeth: Ayurveda. Das Kochbuch. Südwest Verlag München, 2002

Harf, Anneliese: Yoga – Wege zur Harmonie. Falken Verlag, Niedernhausen, 1989/1991

Hospodar, Miriam Kasin: Heavens Banquet. Penguin Group New York, 1999

Hubert, Eric/Ostermeier-Sitkowski, Uschi: Energy Yoga. 40 Asanas, die verborgene Energien wecken. Midena Verlag München, 2001

Iding, Doris: Rituale fürs Alleinsein. Königfurth Verlag, 2003

Iding, Doris: Partner-Yoga – Eine Bereicherung in jeder Beziehung. Via Nova Verlag, 2003

Iyengar, B. K. S: Licht auf Yoga – Das grundlegende Lehrbuch des Hatha-Yoga. O. W. Barth Verlag, Bern, 3. Auflage 1997

Jacquemart, P./Elkéfi, S.: Yoga als Therapie – Lehrbuch für die Arzt- und Naturheilpraxis. Weltbild Verlag, 1996

Oberbeil, Klaus/Lenz, Christine: Obst und Gemüse als Medizin. Die Heilkräfte in unserer Natur wirksam nutzen. Südwest Verlag München, 1996

Pfannstiel, Cai: Handbuch Yoga – Grundlagen, Übungen, Techniken. dtv München, 1997

Pirc, Dr. Karin/Wilhelm Kempe: Kochen nach Ayurveda. Falken Verlag Niedernhausen, 2000

Prabhavananda Swami: Gotterkenntnis. Die Yoga-Sutras des Patanjali. Ullstein Verlag München, 1998

Pütz, Jean/Kirschner Monika: Lebenselixier aus Indien. Vgs Verlagsgesellschaft Köln, 2000

Röcker, Anna Elisabeth: Yoga. Der Weg zu innerer Harmonie und Gesundheit. Südwest Verlag München, 1997

Röcker, Anna Elisabeth: Übungseinheiten Yoga. Körperliches und geistiges Training für Gesundheit und innerer Harmonie. Südwest Verlag München, 1998

Schweer, Thomas: Stichwort Hinduismus, Wilhelm Heyne Verlag München, 1994

Schrott, Ernst: Die köstliche Küche des Ayurveda. Essen mit Leib und Seele. Mosaik Verlag München, 1995

Sivananda Yoga Vedanta Centre: Yoga für Körper und Seele. Mosaik Verlag München, 1996

Sivananda Yoga Vedanta Centre: Das internationale Yoga-Kochbuch. Köstliches für Körper und Geist. Bauer Verlag München, 1999

Sivananda Yoga Zentrum: Yoga. Gräfe und Unzer, München 2000

Swami Satyananda Saraswati: Asana Pranayama Mudra Banda. Bihar Yoga Bharati, Munger, Bihar, Indien, 1996

Sri Swami Satchiananda: The Yoga Sutra of Patanjali, Integral Yoga Publications, Yogaville Virginia, 1986

Sri Swami Satchiananda: The healthy vegetarian. Integral Yoga Publications, Yogaville Virginia, 1986

Trökes, Anna: Das große Yoga-Buch. Das moderne Standardwerk zum Hatha-Yoga. Gräfe und Unzer München, 2000

Adressen

Adressen für Yoga-Kleidung:
INJOY International Sports & Wellnessclubs
Kolpingstr. 54, 86916 Kaufering
Tel. 08191/9643-0

Monika Design
Von-Stauffenberg-Str. 5
55268 Nieder-Olm
Tel. 06136/7132

Empfehlenswerte Zeitschrift zum Thema Yoga:
Yoga aktuell
www.yoga-aktuell.de

Gudrun Huber
Zentrum für ganzheitliche Ernährung
Kurse – Seminare – Aus- und Fortbildungen
Tel. 08143/998644
gudrun.huber@arcor.de

Doris Iding
Yoga-Kurse für Kinder und Erwachsene
Tel. 089/1784049
doid@gmx.de

Bildnachweis

→ Seiten 1, 2, 4, 8, 12, 22, 32, 37, 64, 126, 138
IMAGESOURCE AG

→ Seiten 19, 131, 134
PHOTO DISC®

→ Seiten 40, 61
BRAND X PICTURES

→ Seite 51
GOODSHOOT

→ Übungsfotos
SUSANNE HOLZMANN

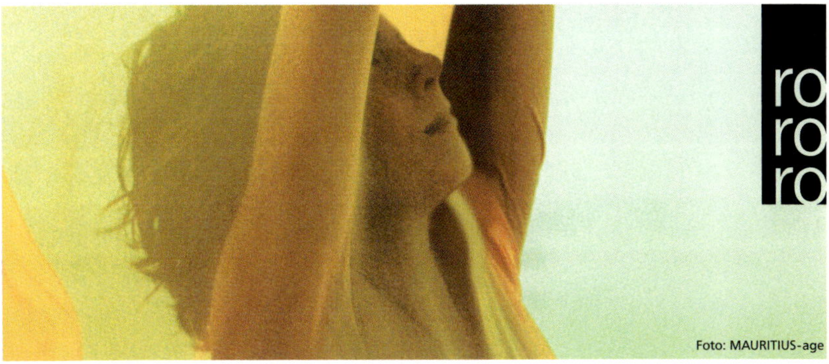

Foto: MAURITIUS-age

rororo Ratgeber Body & Spirit

Energie für die Seele

Frauen meditieren anders
Angela Fischer
Die Rückkehr zum Körper
Sexualität und Meditation
Weibliche Stärken leben
3-499-61396-4

Die Heilkraft des Reiki
Mary McFadyen
Die wahren Krankheitsursachen
Mit Händen heilen
Schnellbehandlung für sich und andere
3-499-61400-6

Die sieben Tibeterinnen
Gerti Samel
Das Geheimnis der drei Energien
Welcher Typ sind Sie?
Wege zur Harmonie
3-499-61397-6

Ein Drittel des Tages verbringen wir im Schlafzimmer, einem Raum, in den wir oft nur lieblos ein Bett und einen Kleiderschrank hineinstellen. Wie man diesen wichtigen Raum mit einfachen Mitteln zu einem Ort der Harmonie und Energie macht, zeigt dieser praktische Ratgeber.

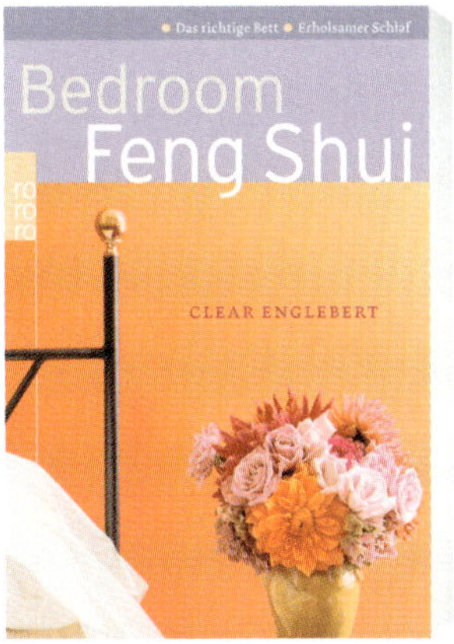

3-499-61454-5

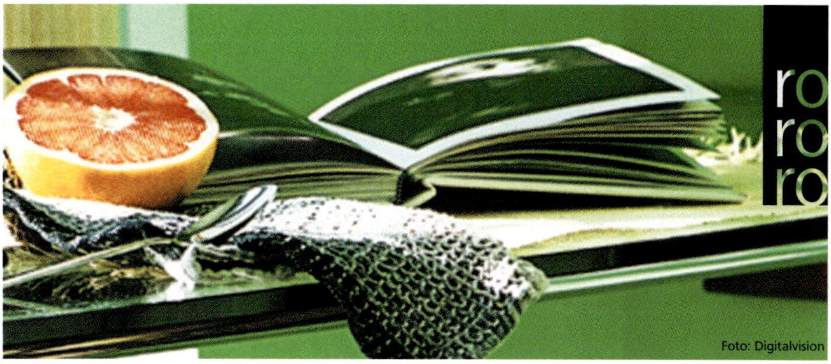

Foto: Digitalvision

Feng Shui gegen das Gerümpel des Alltags – Der Bestseller von Karen Kingston

Wie man ausmistet
Den Papierkram beherrschen
Gerümpelfrei bleiben

Feng Shui ist die chinesische Kunst, Häuser so zu bauen und Räume so einzurichten, dass Menschen sich darin wohl fühlen und ihr Energieniveau behalten oder sogar stärken. Nun werden wir vielleicht nicht gleich unser Haus umbauen oder unsere Wohnung völlig umgestalten wollen, aber Gerümpel haben wir alle. Wie wir uns davon befreien und so unsere gestaute Energie und damit unser ganzes Leben in Schwung bringen, erklärt die international bekannte Feng-Shui-Expertin Karen Kingston in ihrem ungemein praktischen Ratgeber.

«Ein großartiges Buch, das schon lange überfällig war. Ich habe es innerhalb einer Woche gleich zweimal gelesen, und es hat mir das Leben auf erfreuliche Art und Weise leichter gemacht.»
Louise L. Hay

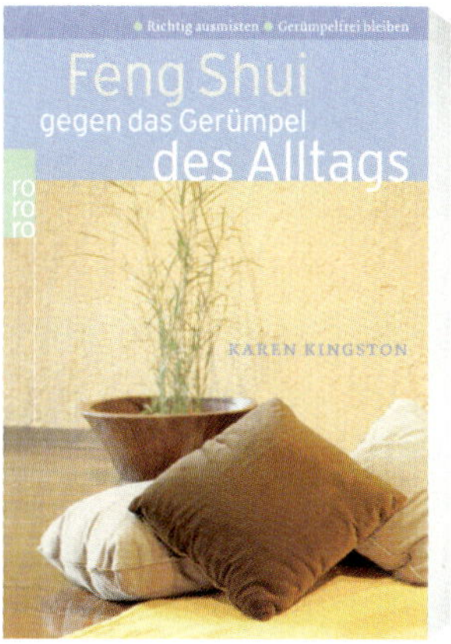

3-499-61399-9

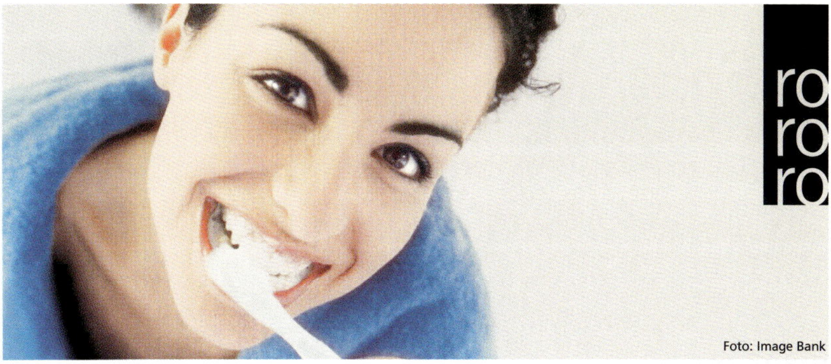

Foto: Image Bank

rororo Ratgeber Gesundheit

Für ein vollständiges körperliches, seelisches und soziales Wohlbefinden

Kaiserschnitt auf Wunsch
Annette Bopp
Entscheidungshilfen; Vorteile und Risiken; Experten und Adressen
3-499-61466-9

Beauty-Guide Zähne
Katharina Butz
Die besten Tipps für ein strahlendes Lächeln; Kosmetik beim Zahnarzt und zu Hause. 3-499-61467-7

Beckenboden – deine geheime Kraft
Margarita Klein
Wohlfühlen und Entspannen
Sexualität neu genießen
3-499-61465-0

Schluss mit der Müdigkeit
Dr. Gabi Hoffbauer
Ursachen und Hilfen; Energie zurückgewinnen. Mit großem Müdigkeitstest. 3-499-61457-X

Leben mit dem Tinnitus
Richard Hallam
Mit Tinitus-Fragebogen; Beschwerden lindern; Experten und Adressen. 3-499-61403-0

Schönheitsoperationen
Karen Willen
Die wichtigsten Eingriffe
Entscheidungshilfen
Tipps zur Vor- und Nachsorge
Experten, Kosten und Adressen

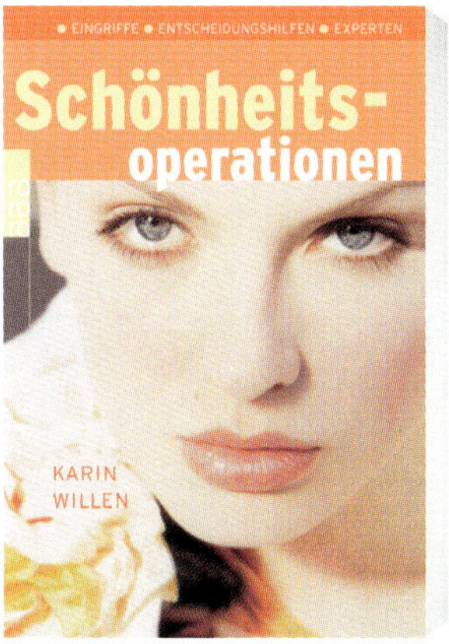

3-499-61402-2